COLLECTION

DES THÈSES

SOUTENUES

A LA FACULTÉ DE MÉDECINE DE PARIS.

AN 1852.

TOME CINQUIÈME.

COR—DAN

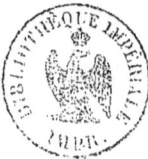

5028

PARIS.

RIGNOUX, IMPRIMEUR DE LA FACULTÉ DE MÉDECINE,
rue Monsieur-le-Prince, 31.

THÈSE

POUR

LE DOCTORAT EN MÉDECINE,

Présentée et soutenue le 11 août 1852,

Par LUCIEN-R.-F.-E. CORVISART,

né à Thonnelalong (Meuse),

Chevalier de la Légion d'Honneur,
Lauréat de la Faculté de Médecine (Prix Corvisart, Médaille d'Or),
Interne des Hôpitaux et Hospices civils de Paris,
ex - Vice - Président de la Société médicale d'Observation,
Membre de la Société Anatomique.

DE LA CONTRACTURE DES EXTRÉMITÉS

OU

TÉTANIE.

Le Candidat répondra aux questions qui lui seront faites sur les diverses parties
de l'enseignement médical.

PARIS.

RIGNOUX, IMPRIMEUR DE LA FACULTÉ DE MÉDECINE,
rue Monsieur-le-Prince, 31.

1852

1852. — *Corvisart.*

FACULTÉ DE MÉDECINE DE PARIS.

Professeurs.

M. P. DUBOIS, DOYEN.   MM.

Anatomie	DENONVILLIERS.
Physiologie	BÉRARD.
Chimie médicale	ORFILA.
Physique médicale	GAVARRET.
Histoire naturelle médicale	RICHARD.
Pharmacie et chimie organique	....
Hygiène	BOUCHARDAT.
Pathologie médicale	{ DUMÉRIL. / REQUIN.
Pathologie chirurgicale	{ GERDY. / J. CLOQUET.
Anatomie pathologique	CRUVEILHIER.
Pathologie et thérapeutique générales	ANDRAL, Président.
Opérations et appareils	MALGAIGNE.
Thérapeutique et matière médicale	TROUSSEAU.
Médecine légale	ADELON.
Accouchements, maladies des femmes en couches et des enfants nouveau-nés	MOREAU.
Clinique médicale	{ BOUILLAUD, Examinateur. / ROSTAN. / PIORRY. / ....
Clinique chirurgicale	{ ROUX. / VELPEAU. / LAUGIER. / NÉLATON.
Clinique d'accouchements	P. DUBOIS.

Secrétaire, M. AMETTE.

Agrégés en exercice.

MM.	MM.
BEAU.	GUENEAU DE MUSSY.
BÉCLARD.	HARDY.
BECQUEREL, Examinateur.	JARJAVAY.
BURGUIÈRES.	REGNAULD.
CAZEAUX.	RICHET.
DEPAUL.	ROBIN.
DUMÉRIL fils.	ROGER.
FAVRE.	SAPPEY.
FLEURY.	TARDIEU.
GIRALDÈS.	VIGLA.
GOSSELIN.	VOILLEMIER.
GRISOLLE, Examinateur.	WURTZ.

A LA MÉMOIRE DE MON PÈRE,

J.-P.-R. CORVISART.

A LA PLUS TENDRE ET LA PLUS DÉVOUÉE DES MÈRES.

A LA MÉMOIRE DE MON ONCLE

(à la mode de Bretagne)

J.-N. CORVISART,

Premier Médecin de l'Empereur, etc. etc.

A SON FILS,

MON SECOND PÈRE,

LE BARON SCIPION CORVISART,

ancien Officier supérieur,

Officier de la Légion d'Honneur.

A MA BONNE COUSINE Mme Vve GUICHARD,

ET A SA FAMILLE.

A MES MAITRES EN MÉDECINE,

MM. ANDRAL, CHOMEL, ET LOUIS.

A MES AUTRES MAITRES DANS LES HOPITAUX,

MM. HUGUIER, LEGROUX, PIDOUX,
HENRI GUENEAU DE MUSSY.

A MES MAITRES EN CHIRURGIE,

MM. NÉLATON, VELPEAU, J. CLOQUET,
ET GOSSELIN.

DE LA

CONTRACTURE DES EXTRÉMITÉS

ou

TÉTANIE.

Il est de ces maladies peu connues, rares, dont l'histoire est mal formulée, que plus d'un médecin n'a vues qu'une ou deux fois dans sa pratique; se rapprochant par certains phénomènes de maladies fort graves, elles inspirent l'effroi et font craindre une mort imminente; le médecin alors dirige contre elles les médications les plus puissantes, partant les plus dangereuses. D'autres symptômes les rapprochent de maladies toutes bénignes et désarment le praticien par la sécurité qu'ils lui inspirent, de telle sorte qu'il se trouve entre deux écueils.

Telle est la maladie qui fait le sujet de ce travail: pendant les huit années que je viens de passer assidûment dans les hôpitaux, j'ai eu plusieurs fois l'occasion de la voir. Dès la première fois, je me trouvai, dans les salles qui m'étaient confiées comme interne, dans une perplexité pleine d'angoisse, un tel cas n'admettait cependant point de temporisation du jugement; dès lors je me promis de chercher les faits, de les comparer, de les interpréter, et de me faire une expérience avec eux, car je n'avais pour guide aucun travail suffisant pour un tel sujet. Ai-je mieux fait? et la lecture de ce travail pourra-t-elle être utile aux médecins qui n'ont point vu la maladie ou qui l'ont peu vue? J'y ai fait mes efforts.

J'ai dû m'adresser aux faits, non aux opinions, car ces dernières font défaut aux points les plus essentiels, et jettent dans la confusion la plus grande ; ce qui frappe les auteurs, c'est tantôt la forme, tantôt les accompagnements. Cette confusion est telle qu'un jeune praticien, lisant les dénominations diverses sous lesquelles a été présentée la maladie qui va nous occuper, croirait lire autant d'histoires pathologiques différentes.

Les auteurs qui virent cette manifestation pathologique singulière se hâtèrent avec raison de publier chacun leur cas; on voit par cet empressement l'étonnement que cette maladie produisait; mais nul n'a fait un vrai travail d'ensemble, d'après l'analyse rigoureuse de faits multipliés; ce n'est, il est vrai, que depuis quelques années que, les observations se répétant, un tel travail est devenu possible.

Dance le déclare (1831), « cette maladie, quelle qu'elle soit, n'est point un de ces cas rares constituant une anomalie pathologique introuvable, puisqu'elle s'est produite avec la même forme sur deux individus de sexe, d'âge, différents. » Aujourd'hui nous avons pu réunir 75 cas environ ; mais la maladie présente des différences assez grandes, comme toutes les maladies convulsives en général chez l'enfant et chez l'adulte; nous avons voulu nous borner à cette étude chez l'adulte et spécialement chez l'homme.

Cette histoire dégagée des modifications que l'enfance, l'état puerpérale, le sexe même de la femme, apportent aux convulsions, dégagée des erreurs que ces modifications introduiraient, nous pourrons faire seulement alors et avec fruit l'histoire de cette maladie chez l'enfant et chez la femme dans les diverses circonstances physiologiques et pathologiques.

Ce travail est basé sur 25 faits irrécusables; les uns ont été publiés dans divers recueils, les autres ont été recueillis par nous-même.

Nous en devons deux à l'obligeance de nos excellents amis les Drs Hérard et Empis; nous aurons soin d'indiquer où chacun des faits a été puisé, et de transcrire nos principales observations.

La suivante nous parait convenablement placée pour introduction, comme donnant la plupart des phénomènes que la maladie peut montrer; elle nous appartient.

OBSERVATION.

1er *accès.* Contracture des mains et des avant-bras, puis des pieds et des jambes.

2e *accès.* Mêmes phénomène, invasion des phénomènes aux grands pectoraux.

3e *accès.* Mêmes phénomènes qu'au deuxième accès, de plus le diaphragme se prend, difficulté dans la déglutition, hoquet, passage de la forme faible à la forme grave.

4e *accès.* Forme grave. Les muscles pectoraux, diaphragme, abdominaux, sus-hyoïdien sont atteints; oppression épigastrique, dyspnée, asphyxie, sueurs froides, mains livides, etc.; quelques heures après, disparition des symptômes; trente-six heures après, le malade reprend trois portions d'aliments; un an après, le malade n'a rien éprouvé de nouveau et jouit d'une santé parfaite.

Brun, âgé de quarante-huit ans, commissionnaire, né à Erry (Savoie), entra le 1er mars 1851 dans le service de M. Andral; il fut couché au n° 15 de la salle Saint-Félix.

C'est un homme petit et trapu, ses muscles sont bien dessinés, son système veineux est assez développé, sa figure est peu colorée; il est fort, peut soulever de lourds fardeaux, et suffit parfaitement aux exigences de son état; son système nerveux est peu excitable.

Son père, qui toussait depuis plusieurs années, est mort à quarante-neuf ans. Sa mère a succombé à quarante ans; elle aurait eu, dit-il, un dépôt. Sa sœur, qui est son ainée, jouit d'une bonne santé habituelle, il ne lui a jamais connu de convulsion, non plus qu'à ses parents. Étant jeune, il n'a eu ni fièvre éruptive ni gourmes. Il avait une bonne santé, était fort, vigoureux, propre aux travaux rudes; il prit, il y a plus de trente-deux ans, l'état de commissionnaire quand il arriva à Paris.

I n'a jamais fait d'excès de femmes; néanmoins il a eu, vers vingt ans, une

2

blennorrhagie, un chancre, un bubon non suppuré; il dit qu'on lui a brûlé le chancre, qu'il a été bien traité par un médecin de la ville, mais il ne saurait donner de renseignements plus précis; il ne s'est jamais aperçu depuis d'aucune éruption sur le corps, d'aucune douleur nocturne dans les os; il n'a point perdu rapidement de cheveux, etc.

Il n'a jamais été adonné à la boisson, quoiqu'à des intervalles quelquefois de plusieurs mois, il commit quelques excès peu nombreux soit de vin, soit de liqueurs fortes. Il a toujours beaucoup travaillé, mais, somme toute, point au-dessus de ses forces.

Il n'a jamais pâti; sa nourriture a toujours été suffisante et substantielle, se composant aussi bien de viande que de légumes.

Ses logements ont été généralement élevés, aérés, non humides; mais son état l'expose souvent aux intempéries des saisons.

Depuis dix à douze ans, il a commencé à tousser tous les hivers, mais point l'été. Néanmoins très-souvent la friture, la fumée de l'âtre ou du tabac, le vent, la poussière, lui causaient quelques quintes. Il lui est arrivé quelquefois de se lever la nuit et de marcher quelques minutes ou d'ouvrir les fenêtres pour respirer plus facilement dans ses rares accès de dyspnée. Son haleine, depuis ce temps, est devenue plus courte; il monte moins vite les escaliers, et ne peut plus, sans être essoufflé, porter d'aussi lourds fardeaux. Au reste, il n'a jamais eu de points de côté, de fièvre, d'hémoptysie; jamais il n'a éprouvé de battements de cœur incommodes, jamais il n'a eu d'enflure aux jambes; mais des varices qu'il avait déjà sont devenues plus grosses sans jamais s'ulcérer, et de temps en temps il a eu des épistaxis. Il a toujours eu excellent appétit, n'a jamais éprouvé de dérangements durables dans les fonctions digestives; il n'a jamais eu de difficulté pour avaler; il n'est point sujet au hoquet.

Il n'a jamais eu ni étourdissements, ni troubles de la vue, ni perte de *mémoire*, ni affaiblissement de ses *facultés intellectuelles*; il n'a jamais eu de *délire*, jamais aucune *hallucination*, jamais ni *tremblements*, ni *fourmillements*, ni *crampes*, ni *faiblesses* dans aucun membre, ni aucune *douleur* soit à la tête, soit dans le dos le long *du rachis*, jamais d'embarras dans la parole.

Il n'a jamais eu ni *syncope*, *ni perte de connaissance ni convulsion* aucune.

Jamais il n'a eu aucune *douleur rhumatismale* articulaire ou inter-articulaire, jamais de fraîcheurs; il n'a point eu le choléra, jamais de *fièvres intermittentes*, jamais il ne s'est alité pour aucune maladie, si ce n'est, il y a trois ans, à la suite d'une chute de 10 à 12 pieds sur le côté droit; il resta un mois malade; il ne put marcher pendant ce temps, mais au lit il pouvait remuer sa jambe; *il n'y avait d'abolition ni du mouvement ni du sentiment*; il souffrait de l'épaule mais point du bras, ce dernier était très-mobile; on lui mit des bandages, et depuis sa sortie il n'a plus absolument rien ressenti.

Depuis une huitaine de jours, Brun avait moins d'appétit, sa bouche était pâteuse, il avait un léger malaise, mais qui lui permettait facilement de continuer son travail habituel; ses forces, son sommeil étaient bons comme d'ordinaire.

Le 27 février, sans refroidissement accidentel, sans fatigues excessives, sans excès, sans cause connue les jours précédents, il eut, après avoir soupé médiocrement, un peu de frisson pendant un quart d'heure, sans claquements de dents, et qui ne fut suivi ni de chaleur ni de sueur, ni d'aucune sensation particulière dans les membres; la nuit il dormit d'un sommeil interrompu et agité; le lendemain 28 il voulut se lever, mais il ne se sentait pas à son affaire; il était abattu, sans énergie, il était courbaturé. Il resta chez lui, au lit, mais sans dormir; il n'eut ni frisson, ni chaleur dans le courant du jour; il éprouva des *crampes* dans les *mains* et *les avant-bras*, et dans l'intervalle les membres supérieurs n'obéissaient point avec précision et finesse à la volonté; tantôt il éprouvait de la gêne à ouvrir les mains, tantôt à les fermer; il *ne pouvait boutonner sa chemise. Quelques heures après,* il eut la même sensation dans les pieds, les jambes, les cuisses et les bras; ces crampes lui roidissaient les membres; ses mains étaient étendues ou fermées, les pieds étendus; elles étaient très-douloureuses, le mettaient dans une excitation extrême, puis elles cessaient en laissant une grande fatigue; de temps en temps, il éprouvait de petites secousses peu intenses, involontaires et douloureuses. La nuit, il ne dormait point; il continua à éprouver de temps en temps les mêmes phénomènes; de plus il avait aux côtés du cou une sensation qu'il caractérise de *fibre tendue*, de *torticolis léger*, avec embarras dans la région, mais sans secousse aucune.

Les crampes ne se sont montrées ni aux épaules, ni au dos, ni à la poitrine, ni aux hanches, ni au ventre; il n'y a eu de roideur que dans les membres, tout le reste de son corps y était étranger; il n'avait aucune douleur dans les jointures, aucune sensation de fraîcheur ou de froid, aucune douleur lancinante, point de douleur dans la tête ou le *long de la colonne vertébrale*, l'intelligence, la parole, l'ouïe, la vue, le sens du tact, n'avaient subi aucune altération, mais il s'était montré un léger embarras à la région frontale. Le malade était enrhumé du cerveau depuis six jours; il n'avait, au reste, point eu d'épistaxis, point de vertiges ni de bourdonnements d'oreille, point de douleurs dans les yeux, point d'épiphora, point de mal à la gorge, point de douleurs de reins; il y avait un goût pâteux dans la bouche, de la soif, point de nausées ni de vomissements, ni de coliques; les selles avaient été naturelles, l'urine avait été plus rare que d'habitude; il n'éprouva aucune douleur ni à l'épigastre, ni aux hypochondres, ni aux fosses iliaques; il a toussé un peu plus, et n'a point eu de battements de cœur; il n'a eu ni lipothymies, ni syncope, ni délire. Les symptômes continuant, le malade vient à l'hôpital à 2 heures de l'après-midi; il s'est fait porter dans une civière parce qu'il a craint d'avoir ses accès dans la route.

A quatre heures du soir, je vois pour la première fois J. Brun; ses doigts sont fléchis dans leurs articulations métacarpo-phalangiennes seulement; le pouce, non fléchi, est dans l'adduction de manière que la main a la forme d'un *cône*: les poignets sont fléchis; les avant-bras dans la demi-flexion et la pronation, ce qui donne au malade assis sur son séant une attitude stupide. Les masses musculaires de l'avant-bras sont plus *dures* que normalement; il faut une certaine force pour vaincre la contracture, ce qui augmente la douleur que le malade ressent spontanément. Après avoir imprimé des mouvements à ces articulations, le malade peut les remuer par sa volonté, ce qu'il ne pouvait point faire auparavant; mais vient-on à examiner le membre du côté opposé, la même contracture se reproduit, et la volonté redevient à peu près impuissante. Les doigts sont fléchis dans les articulations métacarpo-phalangiennes, mais l'*extension est forcée dans les articulations phalangiennes*, ce qui rend les doigts roides. Aucun mouvement rapide, aucun mouvement involontaire, ne se passe dans ces parties; il n'y a aucune convulsion *clonique*.

Aux membres inférieurs, la pointe du pied est abaissée, le talon relevé avec une telle force qu'il m'est impossible de vaincre la contracture; les tendons extenseurs sont dessinés sur le pied; les orteils sont dans une extension forcée, mais non invincible, les genoux sont dans l'extension, les articulations coxo-fémorales dans leur position normale.

Les gastrocnémiens sont ramassés sur eux-mêmes avec l'énergie des plus violents efforts; les testicules sont rétractés contre l'anneau; les muscles du ventre ne sont point durs ni contractés, pas plus que ceux des régions antérieure et postérieure du tronc, aussi celui-ci est-il parfaitement mobile dans tous les sens, ainsi que le cou; les muscles du cou sont souples, quoique la pression des sterno-cléido-mastoïdiens soit un peu douloureuse comme celle de tous les muscles qui participent à la contracture. Ces muscles sont çà et là le siége de *contractions fibrilaires* sensibles à la vue et au toucher, ainsi aux muscles jumeaux et soléaire, aux muscles de la cuisse et à l'avant-bras; les traits ne sont point déviés, mais ils sont un peu grippés, sans mouvements convulsifs dans la face; l'ouverture des paupières se fait bien, la direction des yeux est normale et changeante à volonté; la bouche s'ouvre et se ferme avec la plus grande facilité et sans douleur; la langue, tirée hors de la bouche, est droite, ainsi que la luette; les sens de l'ouïe et de la vue sont intacts; il y a toujours le même embarras dans la région

frontale, la même douleur dans les reins, la nuque, etc.; la pression, la percussion du rachis, faite dans toute la longueur de l'organe, est absolument indolente; l'intelligence, la mémoire, sont très-normales; la peau n'est ni anes-
thésique ni analgésique, sa sensibilité ne paraît pas non plus exaltée au pincement, ce qui prouve bien, avec l'affirmation du malade, que c'est la pression
des muscles qui est douloureuse.

La respiration est facile, un peu accélérée, et tous les muscles extérieurs, qui
d'ordinaire y prennent part, sont actifs; la parole est facile; le pouls est à 96,
moyen; la peau est chaude et un peu moite sur le tronc; point sur les membres;
la déglutition est facile; il n'y a point de hoquet, point de nausées, point de resserrement à la base de la poitrine.

La face était grippée, perlée de sueur; la physionomie exprimait l'étonnement,
l'inquiétude, l'angoisse. A chaque instant le malade changeait de pose, comme
pour échapper aux souffrances, tournait la tête, enlevait son bonnet, se mettait
sur son séant, puis se recouchait.

Je me retirai sans faire aucune prescription; je revins deux heures après. La
crise dont j'avais été témoin, et qui avait duré un quart d'heure environ, avait
disparu; le malade dormait d'un sommeil dont il fut très-facile de le tirer; son
intelligence était toujours très nette, il n'y avait aucune douleur le long du
rachis. J'explorai le corps et ne trouvai nulle écorchure; je percutai la rate, elle
était petite; le pouls était tombé à 68; les membres étaient devenus souples,
quoique la pression des muscles rappelât immédiatement des crampes.

Deux de mes amis venant s'exercer au lit des malades en vue d'un concours du
bureau central, je leur avais proposé le malade avant mon deuxième examen; le
diagnostic posé et admis sans conteste, par l'argumentateur, avait été celui-ci :
méningite rachidienne. Mon excellent ami le Dr Hérard fut d'avis que c'était une
contracture des extrémités; cette idée cadrait tellement avec le pronostic que je
portais sur l'affection du sujet, que je ne fis aucune prescription, pas même
celle d'une potion diacodée; mais je priai instamment la religieuse de me faire
appeler au moindre indice d'accident; j'avertis également les deux voisins d'avoir
à surveiller leur camarade.

A minuit, avant de me coucher, j'allai voir ce dernier; il dormait (le pouls
était à 60); je lui laissai passer la nuit sans médication.

Le lendemain, il était dans un tel état, que M. Andral *se refusait à croire qu'il
eût été réellement malade*; mais, lui trouvant la bouche pâteuse, la langue blanche, il lui ordonna trois verres d'eau de Sedlitz.

Je me fis rendre compte de ce qui s'était passé la nuit; le malade avait eu deux
accès de contracture pareils à celui que j'ai décrit, l'angoisse avait été considé-

rable, le malade avait demandé à boire, le garçon étant occupé, il se mit sur son séant, attira la table de nuit de son voisin qui, le surveillant, le laisse faire, et but sa tisane d'un air égaré; interpellé aussitôt, il s'excusa avec intelligence, disant qu'il souffrait tant dans ce moment qu'il ne savait ce qu'il faisait. A part cette particularité qui prouve, d'un côté, que le malade a été réellement surveillé, et de l'autre, que son intelligence était conservée autant que le permet une grande douleur, il n'avait rien remarqué de particulier, et le malade n'avait senti rien qui ne se fût déjà montré.

Tous les muscles explorés étaient souples, le rachis indolent, l'intelligence bonne, le pouls à 60, la peau naturelle; la face exprimait la lassitude.

Rien de nouveau ne se montra à la visite du soir, il n'y eut point d'accès.

Le 4 mars. Le malade a eu quatre selles abondantes, trois heures après avoir bu son premier verre d'eau de Sedlitz; il a soif, la déglutition est facile, ainsi que les mouvements de la langue, celle-ci est humide, naturelle; point de hoquets ni de nausées, point de vomissements; pression du ventre indolente; le malade a eu beaucoup de coliques avant d'aller à la selle; anorexie. Il a uriné comme d'habitude hier et aujourd'hui; pouls à 60, moyen; point de frisson ni de sueur, peau moyennement chaude; nulle céphalalgie, intelligence intacte, nulle douleur aux reins ni au rachis, soit spontanément, soit par la pression; courbature générale, mouvements des membres et de tout le corps libre; mais la pression des muscles, des jambes principalement est douloureuse et réveille quelques crampes fugitives; voix naturelle, parole facile, un peu de toux.

Son égal et normal des deux côtés sous les clavicules, un peu exagéré vers la partie moyenne du sternum à droite et contre lui; en arrière, la percussion est un peu plus sonore que normalement, mais des deux côtés; râles sibilants, disséminés et rares des deux côtés, avec de la faiblesse du bruit respiratoire et une expiration un peu prolongée; vibration thoracique et retentissement de la voix normale des deux côtés. Légère voussure à la région précordiale, où la percussion superficielle donne un son pulmonal, mais la percussion détermine d'une manière remarquable des *contractions fibrillaires* très-visibles qui se prolongent environ une minute après elle, qui sont moins visibles et moins durables du côté droit, et qui siégent dans les attaches des *grands pectoraux*, et sont semblables à celles des membres. Le cœur a 8 à 9 centimètres de hauteur et de largeur à la percussion, l'estomac remonte jusqu'au niveau cinquième espace intercostal sous le mamelon. Les bruits du cœur sont un peu sourds, sans bruits anormaux, ils sont réguliers comme de pouls; pas de souffle au cou. Le foie a 7 centimètres de hauteur sous la verticale du mamelon droit à la percussion et ne déborde pas les fausses côtes; la rate a 7 à 8 cent. de haut et ne les déborde pas non plus. — 2 bouillons, 2 soupes.

— 15 —

Le 5. Depuis deux jours le malade a assez bien dormi, il n'a plus eu d'accès, il s'est levé hier pendant trois ou quatre heures. Son état n'a rien présenté de particulier; l'anorexie persiste, le pouls est à 60, l'intelligence toujours nette; il a eu deux ou trois fois en vingt-quatre heures de petites crampes très-passagères dans les mollets et les avant-bras qui sont toujours douloureux à la pression; mais il n'a aucun autre phénomène musculaire. J'examine l'état des muscles et des nerfs à l'aide de l'appareil de M. Duchenne. Les muscles, examinés aux bras, aux avant-bras, aux jambes, aux cuisses, ainsi que ceux du ventre, et les grands pectoraux se contractent bien, mais aux membres un courant un peu fort rappelle des crampes très-douloureuses; aussi je n'insiste pas sur eux. L'irritabilité et la sensibilité électro-musculaire sont égales de deux côtés.

Les nerfs sciatiques (tronc et bifurcation), les médians et les nerfs radiaux se composent de même des deux côtés, les muscles auxquels ils se distribuent se contractent bien, la douleur provoquée par le courant est assez grande, mais ce n'est point une douleur semblable à celle produite par l'électricité appliquée sur le muscle, et ce courant n'avait pas rappelé aussi rapidement et aussi fortement les crampes. On donne une portion au malade.

Le 6, deux portions.

Le 7, trois portions.

Du 6 au 12, le malade, débarrassé de toute espèce de phénomène morbide du côté des organes de la locomotion, présente un état de *santé complet en apparence*; il n'a aucune fièvre, aucune gêne dans l'accomplissement de la digestion, de la circulation, de la respiration, des fonctions encéphalo-rachidiennes; cependant il est encore courbatu et ne se croit pas guéri.

Le 12, en effet, sans que la journée du 11 ait été marquée par aucun malaise nouveau, sans que le malade se soit exposé au froid, et absolument sans cause connue, il passe une nuit un peu agitée, il dort peu, il commence à éprouver un peu de céphalalgie frontale, mais il n'a ni éblouissement, ni bourdonnement d'oreille, ni douleur dans les reins ni à l'épigastre, ni le long du rachis, ni frisson, ni chaleur vive; le malade eut plus de soif; il urina deux fois (il était allé naturellement à la selle le soir), il n'avait point eu envie de vomir, la seule chose qu'il eût remarqué fut qu'il avait un peu plus toussé le soir; vers six heures du matin, il se sentit comme courbatu, il éprouva des fourmillements dans les doigts l'avant-bras et le devant des bras; il y éprouvait aussi de l'engourdissement mais aucune secousse, aucune contracture; il put toute la nuit et jusqu'à sept heures et demie prendre son gobelet, son pot de tisane, se servant assez librement de ses membres, et n'ayant aucune gêne dans la déglutition, la respiration et la parole; aucune gêne même aux côtés du cou. Vers sept heures et demie, des crampes apparaissent dans les membres engourdis, mais rares et passagères quoique très-douloureuses ; à huit heures et quart, un peu avant la visite éclate la contracture ; une demi-heure après, tel était l'état du malade :

Sa face est anxieuse, il change souvent de position, tantôt couché à droite, tantôt à gauche, tantôt sur son séant, et parfois il s'arrête au milieu de ces mouvements, sa face se grippe, ses traits se concentrent ; sa figure peint l'angoisse qu'il ressent, des crampes redoublent à ces moments.

Le pouce est apposé aux autres doigts ; à l'exception de celle du pouce, toutes les articulations métacarpo-phalangiennes sont violemment fléchies et aussi complétement que possible, les articulations phalangiennes des doigts opposés au pouce sont demi-fléchies, les mains ont convulsivement pris la forme qu'elles ont pour écrire. Les poignets sont fortement fléchis sur les avant-bras, ceux-ci sur les bras ; les mouvements volontaires ne sont possibles que dans les articulations scapulo-humérale ; je ne puis malgré mes efforts vaincre la contracture du poignet ou des doigts ; mais je puis le faire pour les pouces et les coudes : ce déplacement forcé provoque de la douleur, mais incomparablement moins que les crampes que le malade y ressent par moments. Cette douleur provoquée est plus vive que celle qui existe dans les parties d'une manière continue tant que dure la contracture. La pression des muscles rappelle la douleur des crampes et aussi ces dernières ; le malade avant l'accès n'avait *aucune douleur dans les jointures, il n'en accuse pas de spéciales dans ces endroits* pendant l'accès ; tout ce confond pour lui en une douleur qu'il ne saurait localiser plutôt dans les parties molles que les dures. A part le moment des crampes, les *trajets nerveux* explorés avec soin aux membres supérieurs et au cou ne présentent rien de remarquable, il en est de même de la sensibilité cutanée.

Les pieds et les jambes sont très-mobiles ; mais, dans certains moments, le malade y accuse des crampes douloureuses. Les muscles pectoraux, qui ne déplacent point le bras, sont le siége des mêmes phénomènes : douleur, crampe ; comme les muscles contracturés, ils sont durs, et présentent une palpitation fibrillaire visible et spontanée.

Les muscles du cou, de la mâchoire, du thorax, de l'abdomen, ne présentent aucun phénomène pathologique.

Les crampes éclatant tantôt ici, tantôt là, le malade souffre horriblement ; sa face est anxieuse, couverte de sueur, le reste de la peau est le siége d'une moiteur médiocrement chaude ; les yeux et les paupières sont bien mobiles, ainsi que les lèvres, les mâchoires et la langue ; l'intelligence est très-nette, mais la céphalalgie est plus grande ; le rachis ne présente aucune douleur spontanée ou provoquée par la pression ; la parole est facile. Je fais boire le malade ; il a un

peu d'hésitation pour avaler, et je remarque un peu de *hoquet* après la déglutition, que le malade n'a pas trouvée difficile ; ce hoquet dure une ou deux minutes
après que le malade a bu. La base du thorax n'est pas resserrée, les muscles abdominaux et ceux du cou, le diaphragme et les muscles extérieures du thorax,
prennent part à la respiration, qui est inégale (elle s'arrête un instant au milieu
des douleurs, comme si le malade se roidissait, faisait effort pour résister aux
crampes), mais qui, somme toute, ne paraît pas accélérée ; le pouls est à 100,
sans caractère particulier ; la soif est vive, la langue blanche, humide, non froide ;
le ventre indolent ; la vessie n'est pas vide, la rate n'a pas changé de dimension.
— Diète ; potion avec 10 centigr. d'extrait gommeux d'opium.

Le 12, 4 heures du soir. Les accès de crampes douloureuses se sont renouvelés presque coup sur coup jusqu'à midi ; à partir de ce moment ils sont devenus rares, et le dernier a eu lieu il y a deux heures et demie. La contracture et sa
douleur ont diminué depuis cette époque ; les membres supérieurs sont assez
mobiles, mais ils ont encore de la roideur, ils sont douloureux surtout à la pression. Il y a toujours de l'engourdissement ; on n'y voit pas de frémissements
fibrillaires, si ce n'est aux muscles pectoraux ; mais la pression musculaire le
réveille.

Jusqu'à présent il n'y a eu ni engourdissement, ni crampe, ni contracture, ni
douleur aux membres pelviens ; mais la pression y provoque de la douleur.

La face est plus calme, mais fatiguée, la tête lourde ; les forces sont brisées ; le
pouls est à 80, la peau sans chaleur, le rachis indolent, la respiration, la déglutition, la parole, faciles.

Le 13. Le malade a bien dormi, son pouls est à 64 ; il est un peu fatigué ;
mais, à part cela, il est revenu au point où il en était il y a cinq jours. Il n'a aucune céphalalgie, aucune crampe, nulle difficulté dans les mouvements des
membres et du reste du corps, nulle contracture, nulle douleur ; le malade rede-
mande ses 3 portions ; il a uriné depuis l'attaque comme à son ordinaire ; les
urines conservées ce matin sont citrines, transparentes, sans dépôt ni nuage ; on
les essaye par l'acide nitrique, qui n'y fait naître aucun trouble. Le malade, qui
a beaucoup sué pendant ses douleurs, n'a pas eu de sueurs après elles.

Jusqu'au 18, aucune modification ne peut être saisie dans son état. De temps
en temps, on explore le rachis, sans jamais y déterminer de douleur par la pression ; celle-ci, pratiquée sur les muscles des bras, est douloureuse, mais elle ne
l'est plus au cou, région où les muscles n'ont pas été atteints au dernier accès.

L'attaque, que le malade a eue le 28 février, le 12 mars, revient le 18 mars.

Quoique le malade fût bien portant la veille, et qu'il eût même passé une bonne
nuit, vers neuf heures du matin, il commence à éprouver des fourmillements

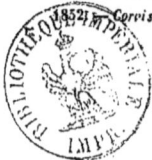

dans les mains, puis dans les jambes ; presque aussitôt la contracture se montre. Je vois le malade à neuf heures et demie : les mains sont fermées, les doigts fléchis avec tant de force, que leur extrémité unguéale s'imprime profondément dans l'éminence thénar, ce dont on s'aperçoit en ouvrant la main avec de très-grands efforts ; les pouces, dans l'adduction forcée, ne sont pas fléchis ; chose singulière, les doigts des deux côtés étant fortement fléchis, l'un des poignets, le droit, est dans l'extension forcée ; le dos de la main forme, avec la région dorsale de l'avant-bras, presque un angle droit. Cette disposition bizarre n'existe pas à gauche, où le poignet est dans la flexion forcée ; les coudes sont demi-fléchis, avec contracture ; l'articulation scapulo-humérale est libre, les pieds sont dans une extension forcée extrême, les genoux et les hanches sont mobiles. Si la

Les membres sont le siége de palpitations fibrillaires, de douleurs générales ; le malade se plaint d'une oppression épigastrique vive, d'une grande gêne pour respirer ; le palper abdominal est douloureux, celui du thorax l'est aussi, mais moins. En effet, les muscles droits sont tendus violemment, et durs comme des cordes, à peine les sent-on changer de forme ou de volume dans la respiration ; les pectoraux cependant n'étaient pas durs, mais ils étaient le siége de frémissements fibrillaires. Voulant ausculter, mon oreille est abasourdie du mouvement rotatoire de la contraction musculaire, que je retrouve dans toute la poitrine en avant et en arrière, et qui masque non-seulement le bruit respiratoire, mais aussi les bruits du cœur, que je distingue à peine, quoique je sente aux doigts les battements, et que le pouls soit développé normalement. Le même bruit, mais beaucoup moins fort, existe au ventre et sur les membres.

En examinant avec attention, on trouve la base du thorax un peu resserrée, et à cet endroit presque pas de mouvements pendant la respiration.

Il n'y a point de dureté aux muscles du cou, en arrière ni sur les côtés ; mais les muscles sus-hyoïdiens sont fortement tendus des deux côtés, et sont limités de chaque côté par des fossettes profondes, tant leur contraction leur donne de saillie ; la région du cou est le siège d'un endolorissement général, et de crampes qui ne gênent en rien ses mouvements, quels qu'ils soient ; ces muscles sont très-douloureux à la pression. Le malade souffre beaucoup quand on veut lui faire ouvrir la bouche, mais surtout il souffre immédiatement après qu'elle est ouverte, et ce sont des douleurs de crampes qu'il éprouve sous la mâchoire ; il ne souffre nullement dans les joues, les masseters ne sont ni tendus ni douloureux à la pression ; la langue paraît bien mobile, quoique les lèvres le soient aussi, et que la parole paraisse un peu embarrassée ; la déglutition est douloureuse, hésitante, mais se fait, et est aussitôt suivie de beaucoup de hoquets, et d'une gêne très-grande pour respirer. Le pouls est à 100, moyen ; intelligence nette, pas de douleur le long du rachis. — Potion diacodée.

Le soir, l'état est peu amélioré, les crampes ont persisté, le cou, le tronc et les membres présentent exactement le même état ; cependant les muscles sus-hyoï-diens sont un peu moins durs, le *visage* et le changement des *poses* expriment une *anxiété plus grande que jamais* ; la peau est couverte d'une *sueur froide*, et aux membres elle est fort notablement *refroidie* ; les mains sont un peu gonflées, mais sans œdème appréciable par la pression des doigts ; elles sont livides. La respiration est de 18 à 20, irrégulière, il y a menace d'asphyxie ; la sensibilité, au pincement et au toucher, est un peu obtuse aux extrémités des membres ; nulle douleur spontanée ou provoquée le long des nerfs sciatique, médian, radial, non plus que le long du rachis. — Saignée de 200 grammes.

Le 19. Le sang n'est point recouvert de couenne, mais le caillot est rétracté, et distant de 3 centimètres des bords du vase ; il se brise quand on veut le soulever avec la cuiller ; la sérosité est médiocrement abondante. Il n'y a eu de soulagement que quatre heures après la saignée.

Hier, vers 8 heures, les accès ont presque cessé tout à coup ; à neuf heures, le malade n'en avait plus. Il n'a eu ni sueur abondante, ni diarrhée, ni urines excessives ; il s'est endormi, a passé une bonne nuit. Ce matin, il est brisé, il a peu de forces dans les bras et les jambes ; les muscles du cou, du ventre, ni ceux des membres, ne sont contracturés, mais ils sont douloureux à la pression ; le pouls est à 68-72, moyen ; céphalalgie générale, qui, venue hier dans la journée, persiste encore.

La sensibilité au pincement est revenue aux pieds et aux mains, la peau est normalement chaude, un peu moite, la respiration facile, le bruit de roue ne s'entend plus.

Le 20. Appétit ; il reprend ses 3 portions.

Le 21. Quelques fourmillements seulement dans les jambes.

Le 27. 68 pulsations ; il l'a toujours conservé, quoiqu'il mange trois portions ; un goût pâteux dans la bouche. — 1 bouteille d'eau de Sedlitz.

Le 30. L'examen des muscles ne montre, chez eux, ni dureté, ni palpitation, la pression n'en est pas douloureuse. Le malade descend au jardin, il serre assez vigoureusement avec ses doigts, il avale, mange et respire facilement ; il n'a plus de crampes, se sert facilement de ses quatre membres ; battements du cœur normaux, pas de souffle au cou ; le pouls est calme, à 64 ; la peau dans son état naturel, la respiration, la parole faciles ; le son des poumons est bon, il y a quelques râles sibilants disséminés et rares des deux côtés, en arrière ; la déglutition se fait parfaitement et sans hoquet ; le ventre est souple, les selles, les urines n'ont rien de remarquable. Le malade mange avec appétit 4 portions d'aliments ; il n'a aucune céphalalgie, intégrité de l'intelligence, de l'ouïe, de la vue ; comme à l'entrée ; aucune douleur soit spontanée, soit provoquee, au rachis ni aux nerfs des membres ; la rate n'a pas varié.

J. Brun ne parait nullement malade ; il manifeste le désir de sortir, et sans qu'aucun changement soit survenu dans son état, il sort le 2 avril.

J'ai revu le malade cinq mois après, il n'a plus rien éprouvé.

SYMPTÔMES.

Je voudrais pouvoir commencer régulièrement l'étude de la maladie par celle des prodromes ; mais ceux-ci présentent avec les causes de tels rapports, qu'il est impossible, pour être clair, de séparer les uns des autres, comme on le verra par la suite (voir *Étiologie*).

7 fois sur 25, il y eut un certain degré de céphalalgie et surtout d'anorexie ; je ne parle point des cas où la maladie a suivi une pneumonie, une rougeole, etc.

L'invasion de la maladie est toujours *prompte* ; elle est marquée par des *accès* qui, se renouvelant, composent l'*attaque*, car ces manifestations pathologiques n'ont *point* une marche *continue*.

La maladie venue, le malade éprouve tantôt des fourmillements, tantôt des douleurs vagues, indéterminées, un sentiment de courbature qui précède la contracture, et qui siége plus souvent à l'extrémité des membres que dans toute leur longueur ; tantôt c'est une sorte de roideur qui est déjà le premier degré de la contracture ; quelquefois même là s'arrête la manifestation ; mais je ne saurais caractériser de contracture, comme on a fait, une maladie dont les phénomènes se seraient bornés à ceux-ci ; je m'explique : Les quatre membres ayant éprouvé des engourdissements, les supérieurs seul ont été contracturés ; le médecin est en droit de dire qu'aux inférieurs la manifestation pathologique s'est bornée au premier degré. Il n'aura plus ce droit si la contracture ne s'est montrée nulle part, le phénomène qui caractérise la maladie manquant ; mais, comme il est certain que ces phénomènes de premier degré, s'étant montré aux quatre membres, puis ayant disparu se sont renouvelés, et cette fois y ont été suivis de contracture, dès que le médecin les connaîtra, il se tiendra sur ses gardes : les phénomènes musculaires qui apparaissent ensuite se montrent spécialement sur les membres, mais ils ont une prédilection bien remarquable pour les supérieurs; cette prédilection se montre sous tous les traits :

1° Dans la *moitié des cas*, les membres supérieurs ont été seuls atteints de contracture, tandis que je n'ai pas vu d'exemple où les membres abdominaux aient été seuls *contracturés*.

2° Quand les phénomènes de premier degré se montrent aux membres thoraciques, ils y sont presque toujours suivis de contracture ; ce n'est guère qu'aux membres *inférieurs* que la *maladie ne se manifeste que par le premier degré.* (M. Delpech avait cru que ce premier degré frappait plus souvent les membres supérieurs.)

3° La contracture venue aux quatre membres se généralise plus aux membres supérieurs ; car les avant-bras étaient dans un cinquième des cas soit dans la flexion, soit dans la pronation, et nous rapporterons des exemples de contracture fixant le bras contre le thorax, tandis que rarement la contracture a porté les genoux dans la flexion ou les a maintenu violemment dans l'extension, et que jamais elle n'a imprimé à la cuisse une direction involontaire appréciable.

4° Après le premier degré, dès que la contracture (deuxième degré) apparaît, *toujours* elle se montre d'abord aux extrémités supérieures ; jamais les inférieures n'en sont les premières saisies. Chose bien remarquable, il arriva que les extrémités inférieures avaient été atteintes avant les supérieures des phénomènes du premier degré, fourmillements, endolorissement, etc. ; cependant la règle précédente subsista ; ce furent les membres thoraciques qui les premiers furent contracturés. Exemples de ces divers cas :

Observation D. Jour d'entrée, « roideur et flexion des doigts dans la paume de la main, principalement dans les trois premiers ; crampes dans les extrémités inférieures. »

Observ. F. Jour d'entrée, « les doigts sont fléchis avec force comme si le poing était fermé convulsivement, les mains sont violemment étendues sur l'avant-bras, lui-même contracturé à un moindre degré ; les membres pelviens ne présentent rien d'anormal ; le lendemain, les pieds sont envahis » (Hérard).

G. Dans la troisième observation de M. Gourbeyre, « des crampes se montraient dans les membres inférieurs quand le malade s'accroupissait pour aller à la selle ; le lendemain, la contracture éclate aux membres supérieurs et aux inférieurs, mais les phénomènes sont plus marqués aux supérieurs. »

Ces particularités ne doivent point être considérées comme le produit d'une analyse stérile ; on verra qu'elles peuvent servir utilement.

Nous verrons quelle importance il y a à distinguer, de la maladie qui nous occupe, certaines affections de la moelle dans lesquelles les phénomènes soit de paralysie, soit de *contracture*, apparaissent de *bas en haut*. Cette marche ascendante s'y observe en général aussi bien pour la fréquence que pour l'intensité des phénomènes. Pour que le lecteur veuille bien me suivre et m'excuser des détails minutieux, qu'il me suffise de l'avertir que, dans certains cas, le diagnostic de la maladie qui m'occupe offre des difficultés avec celui de l'apoplexie méningée cérébrale et même de l'apoplexie cérébrale capillaire, de l'encéphalite partielle, quelquefois des tumeurs du cerveau ; cependant il est vrai de dire que presque toujours ces diagnostics différentiels sont possibles ou faciles, mais les congestions de la moelle (d'Ollivier, d'Angers), la méningite rachidienne, la fièvre intermittente pernicieuse, le tétanos, l'épilepsie, l'asthme de Kopp, le rhumatisme, nous présenteront des difficultés réelles.

Les phénomènes se montrent toujours de la périphérie au centre ; les doigts, les poignets, sont *plus souvent* affectés que les coudes ; mais aussi ils le sont toujours d'abord. La contracture est *de moins en moins violente* à mesure qu'on s'éloigne de la périphérie (tout étant égal d'ailleurs, car les muscles à fibres favorablement implantés par exemple, résisteront mieux, à contraction égale, que ceux dont l'insertion aux leviers est une cause de déchet.)

Si on se rappelle la manière dont les membres sont contracturés dans les affections communes du cerveau et de la moelle, on comprendra que j'attache de l'importance à la détermination du premier siége, et du siége le plus fréquent de la contracture, ainsi que de la force de celle-ci suivant ce siége, car on en tire presque autant de caractères différentiels.

Dans le premier degré, avons-nous dit, les membres ont simplement de la roideur ; mais cette roideur, tout en suffisant à gêner les mouvements volontaires, n'imprime pas de direction involontaire ; les membres restent dans une demi-flexion naturelle.

Alors, comme dans plusieurs autres maladies très-distinctes de celle qui fait le sujet de ce mémoire, les malades gardent volontiers le repos ; s'ils veulent prendre de petits objets, ils y éprouvent quelques difficultés.

Je ne saurais, d'après l'analyse des faits, affirmer que les phénomènes musculaires se développent dans tel ou tel ordre de succession. Il y a à ce sujet trop de variétés ; mais, ce que je puis dire, c'est que la contracture suit de très-près les phénomènes qui la précèdent ; tantôt, en effet, les observateurs, sans exprimer aucun intervalle, énumèrent successivement ces phénomènes de manière à faire comprendre qu'ils ont été étroitement liés, tantôt les observateurs disent formellement que c'est quelques heures, parfois une journée après l'engourdissent, qu'est venue la contracture. Un seul déclare qu'il s'est écoulé quelques jours ; mais il fait observer que cette déclaration est celle du malade, et a trait, non pas à un accès actuel, mais à un accès antérieur d'une année.

En sorte que cette exception n'est point rigoureusement démontrée ; la promptitude avec laquelle les manifestations musculaires se succèdent est un point important.

En général, l'apparition des phénomènes du premier degré a précédé de *moins de deux jours* la contracture lorsque celle-ci est venue.

Un des caractères très-propres, très-particuliers, très-précieux pour le diagnostic de la contracture, c'est que celle-ci envahit en même temps et au même degré les parties *homologues*.

Un sixième des cas ne montre pas cette symétrie. Dans un cas, il est dit :

K. « Le 20 mars au soir, il éprouve des douleurs dans les deux mains et dans les deux avant-bras : ces douleurs sont légères…. ; la main gauche est roide, les doigts sont étendus dans toute leur longueur et légèrement fléchis dans leur articulation métacarpo-phalangienne……

« Le 21. Ce matin, il a eu les mêmes contractures à la main droite, qui joue maintenant assez librement. »

On voit que la règle n'a pas été absolument enfreinte, puisque douze heures après l'autre main se prit, quoique moins longtemps que la gauche.

F. Un autre cas a trait au malade de M. Hérard (*Gazette des hôpitaux*, 1845).

« Le 26 janvier, quatre heures du soir. Les doigts sont fléchis avec force, comme si le poing était fermé convulsivement ; les mains sont violemment étendues sur l'avant-bras, lui-même est contracturé à un moindre degré….

« Le 27. La contracture a envahi le pied gauche, qui a l'aspect d'un pied-bot équin.

« Le 28. Même état, même médication », est-il dit sans plus insister ; « mais, le lendemain, partout la contracture était symétrique. »

L'invasion de la maladie a été normale ; mais un de ses phénomènes a été irrégulier ; cependant il me reste un doute. Le malade n'a pas été examiné, ou du moins son état n'a pas été décrit le 27 au soir ; peut-être, le 28, le malade a-t-il été vu rapidement. Les détails sont parfois si précis, si frappants, si complets dans l'observation de M. Hérard, qu'on est porté à penser que si l'examen eût été très-complet, il eût été relaté, et peut-être eût-on trouvé, dès le soir du 27, le pied droit également contracturé.

On voit que ces deux exceptions ne portent point sur l'ensemble des phénomènes, que ce sont des exceptions assez minimes, assez restreintes.

La troisième exception est encore moindre.

G. « Depuis hier matin, douleurs vives dans la main droite, avec impossibilité de la remuer : doigts demi-fléchis, immobiles.... Dans la nuit, la main gauche est prise ; les muscles de la partie antérieure des avant-bras sont douloureux à la pression. »

Dans la quatrième, qui appartient à M. Perrin, rapportée par M. Delpech, les membres du côté gauche seuls étaient atteints ; mais, tant sous le rapport de la manifestation pathologique que de l'étiologie, la nature, cette observation sera examinée ultérieurement, peut-être exclue de notre cadre.

Maintenant que nous avons exposé ces exceptions, on conviendra que c'est le cas de déclarer que l'exception n'infirme point la règle.

Nous verrons par la suite, et à propos de l'observation de M. Perrin, qu'il y a un lien entre ces quatre faits exceptionnels, un lien capable de jeter un grand jour sur leur nature.

Cela dit, comment sont prises ces extrémités ? quelles positions, quelles formes offrent-elles ? quels sont les muscles atteints ? que présentent ces muscles dans leur forme, leur consistance, leur résistance, leur sensibilité, etc. ?

Deux observations seulement portent que les pouces furent les premiers fléchis, mais rapidement les autres doigts furent affectés de contracture.

Quand la contracture ne porte pas tout d'abord sur tous les doigts, on note souvent qu'il y a flexion des trois premiers doigts, mais je ne sais si les auteurs font abstraction du pouce ; je serais porté à le croire, car, même dans la forme intense, les pouces sont très-rarement fléchis. Dans un grand nombre de cas, on dit que la main avait la forme d'un cône ou celle qu'elle a pour écrire, et, dans ce cas, il y a plutôt adduction que flexion du pouce.

Si nous examinons de quelle manière les doigts sont fléchis, nous retrouvons cette tendance de la main à prendre la forme d'un cône. En général, on note la demi-flexion des doigts; mais, presque toutes les fois que les auteurs entrent dans quelques détails, voici ce qu'on trouve :

1° « Doigts roides, fléchis sur la paume de la main, mais rapprochés de manière à imiter un cône; »

2° « Les trois premiers doigts de chaque main sont devenus roides, et se sont fortement fléchis sur la paume dans leurs articulations métacarpo-phalangiennes; »

3° « Les doigts index et medius, fortement fléchis dans leurs articulations métacarpo-phalangiennes, étaient roides dans tout le reste de leur étendue. »

Ces observations sont celles de M. Marotte; cette dernière manière de rédiger nous montre que, par roides dans tout le reste de leur étendue, il veut dire *étendus* dans leurs autres articulations.

4° C'est bien la même idée que rendent MM. Tessier et Hermel dans un cas : « Les doigts index, médius et annulaire sont légèrement fléchis seulement dans leurs articulations métacarpo-phalangiennes; »

5° Dans un autre fait, M. Gourbeyre est explicite : « Les doigts sont étendus dans toute leur longueur, et légèrement fléchis dans leur articulation métacarpo-phalangienne. »

Huit fois la forme de cône est indiquée; trois autres fois c'est la roideur, synonyme d'extension des articulations phalangiennes, avec flexion dans l'articulation métacarpo-phalangienne.

Il est donc fréquent que la contracture se montre sous cette forme. Néanmoins je me hâte de dire que dans certains accès, surtout dans les forts (et je vois cela dans deux ou trois observations où la forme en cône avait été observée dans les premiers accès), les malades ont présenté le poing fortement fermé.

Je note aussi que plus souvent, dans ce cas, le pouce est accolé à l'index, étendu et dans une adduction forcée.

Le pouce est bien plus souvent dans l'adduction que dans la flexion ; celle-ci est rarement notée.

Pour les autres doigts, on note aussi très-souvent l'adduction.

Les doigts sont serrés les uns contre les autres ; une seule fois on note leur écartement, *ce qui donne à la main*, dit M. Gourbeyre, *la forme d'une botte de panais.*

En résumé, le tonisme avec frémissement fibrillaire spontané sont deux caractères de la maladie qui nous occupe ; *tétanie* rappelle ces deux caractères.

Les muscles qui sont contracturés sont douloureux, ils le sont d'une manière spontanée ; les muscles sont le siége d'une *contracture douloureuse.*

Cependant sur 25 cas, j'en trouve 5 dans lesquels il pourrait y avoir doute.

Dans le 1er, « le malade se plaignait d'engourdissement dans les doigts contracturés. »

Dans le 2e, « le malade éprouve dans les mêmes parties de l'engourdissement, et si l'on veut détruire cette flexion, le malade accuse de vives douleurs. »

Ces deux observations appartiennent à M. De la Berge ; dans aucune d'elles il n'est explicite. Nulle part on ne trouve formulée l'idée de contracture spontanément douloureuse ou indolente ; on ne sait s'il y a omission, mais on est porté à le croire.

Dans le 3e il est dit : « A son entrée à l'hôpital, on constate une contracture des doigts des deux côtés, ils sont fortement fléchis dans la paume de la main ; il existe de la douleur surtout au niveau de l'articulation radio-carpienne ; le malade est soulagé quand on cherche à lui étendre les doigts.... »

Dans le 4e, de M. Marotte, il est dit qu'il y avait « impossibilité pour le malade d'étendre les articulations métacarpo-phalangiennes par la seule force de la volonté ; une main étrangère pouvait les redresser assez facilement, mais avec production de douleur. » Un peu plus

loin : « Il y a encore de l'engourdissement, douleurs de crampes au
niveau des attaches inférieures des grands pectoraux. »

L'énergie de la contraction des doigts peut être extrême, tellement
que l'on a vu de véritables eschares en être la conséquence.

F. « Le 26 janvier, le malade fut pris, à quatre heures du soir,
d'un violent accès ; les doigts sont fléchis avec force, comme si le
poing était fermé convulsivement...; les mains sont violemment étendues sur l'avant-bras... Le 28, même état. Le 30, les contractures
persistent au même degré. Le 31, les symptômes se sont amendés
rapidement; les mains commencent à pouvoir s'ouvrir, et l'on observe à la face latérale des doigts de véritables eschares résultant
d'une pression forte et prolongée, causée par l'adduction forcée des
doigts. »

J'ai vu, sur le malade dont j'ai relaté l'observation, la marque de
l'extrémité unguéale des doigts, profondément imprimée dans l'éminence thénar et hypothénar, après une contracture d'une durée
moins longue.

Ces diverses positions des doigts n'existent point au même degré
pour tous ; ainsi M. Hérard (*F*) a vu la flexion augmenter à partir
de l'index et le pouce opposé au médius et à l'index.

De même la flexion peut varier dans l'amplitude de son degré
à chaque articulation phalangienne et métacarpo-phalangienne. La
variation porte d'un sujet à l'autre, d'un membre à son homologue,
d'un doigt à son voisin, et même sur le même doigt, examiné à différentes époques, suivant l'énergie et la localisation de la contracture dans ces doigts.

Ce n'est point aux doigts que se borne la contracture : sur 25 cas,
16 fois on note la flexion du poignet; dans un ou deux de ces cas,
il y eut tantôt flexion, tantôt extension du poignet, suivant les accès.
Mais si l'on cherche plus avant, on voit que des 9 autres cas il y en
a 3 où l'on dit qu'il y a contracture des avant-bras (2 fois), rétraction des avant-bras (1 fois); c'est donc peut-être et très probablement par oubli qu'on n'a point parlé de la position du coude, puis-

que les muscles qui la font prendre étaient rétractés. Il resterait 6 cas où le poignet serait respecté ; eh bien, dans 3, il y avait engourdissement de l'avant-bras ; la modification musculaire n'existait qu'au premier degré ; dans le 4ᵉ, on se borne à dire qu'il y avait de l'engourdissement dans les membres, sans donner plus de détails relativement au poignet.

Nous sommes donc en droit de conclure, d'après ces faits, que, dans les ¾ des cas, les muscles qui meuvent le poignet sont contracturés et même atteints dans les ⅘ des cas.

Un seul observateur et moi nous avons noté la pronation ou demi-pronation des avant-bras.

Dans ¼ des cas, il est expressément dit que les coudes étaient fléchis. Quelle brusque différence, à mesure qu'on s'approche du centre, bien propre à justifier cette expression *contracture des extrémités*....

Quant aux bras et aux épaules, voici ce qu'on trouve.

D. « Le malade présente, au moment où les manifestations musculaires disparaissent aux doigts, de l'engourdissement, des douleurs de crampes, siégeant au niveau des attaches inférieures des grands pectoraux qui paraissent un peu roides... État général fort bon... »

C'est donc le degré le plus inférieur qui se montre là ; mais le cachet, quoique imprimé légèrement, ne porte pas moins une empreinte.

F. Dans un autre, on dit moins encore : « Les épaules lui semblent surchargées d'un poids énorme. »

Dance s'exprime ainsi : « Les muscles qui forment les bords du creux de l'aisselle sont eux-mêmes durs et tendus ; ils tiennent les bras appliqués contre le tronc. »

Deux autres observations se bornent à exprimer ce fait « que les bras sont rapprochés du tronc. »

Le malade cité page 9 *avait une dureté légère, des crampes, des douleurs et mouvements fibrillaires des grands pectoraux.*

Dans ¼ des cas aussi, les muscles de l'épaule ont donc été atteints.

Combien nous sommes loin de la fréquence ($1/8$) avec laquelle sont pris les muscles qui meuvent le poignet !

Je passe à l'étude non plus de la position donnée au membre supérieur par le muscle contracturé, mais à celle de ce muscle lui-même.

Nous allons encore trouver dans cette étude des phénomènes bien propres à empêcher de confondre l'affection qui nous occupe d'autres affections très-importantes. On sait si le sujet est digne d'une observation rigoureuse dans toutes ses parties.

Presque toutes les observations de la maladie qui nous occupe portent l'expression de *contracture* sinon dans le titre, au moins dans le courant de la narration.

Le plus souvent, quand on examine les muscles, ou bien on leur trouve une certaine résistance qui n'existe pas dans l'état ordinaire de relâchement musculaire, ou bien ils sont durcis, ou bien ils forment des saillies athlétiques ; dans quelques observations, on dit que « le raccourcissement des fibres est si énergique que les muscles sont pelotonnés sur eux-mêmes; ailleurs, dit-on, on les voit se dessiner à travers la peau comme des cordes tendues. »

Y a-t-il contracture, rétraction, spasme tonique en un mot, tonique et permanent ?

Quelques malades n'ont présenté que ces phénomènes : les membres étaient contractés, restaient contractés, mais on se borne à cela ; quelques observations plus détaillées nous donnent d'autres renseignements. La gêne dans les mouvements, que la volonté peut encore opérer, montrera dans les muscles une résistance qui ne peut tenir qu'au spasme tonique.

Il y a une résistance quelquefois très-modérée, ailleurs impossible à vaincre, de la part des muscles que le médecin cherche à redresser ; s'il en vient à bout, tantôt les doigts (la contracture vaincue) sont simplement roides, mais ne reviennent pas à leur première position, tantot, sans participation de la volonté, ils reviennent immédiatement à leur position vicieuse. Quelquefois cela ne se produit que peu à peu.

Le premier degré de la contracture, c'est la roideur; les muscles sont assez contractés pour opposer une résistance aux antagonistes; les mouvements volontaires se font avec peine, avec effort; à un degré plus élevé, les membres sont entraînés dans le sens de la contracture, mais celle-ci peut encore être vaincue par une volonté énergique, au prix d'efforts inusités, ou bien avec le secours d'une main étrangère; au degré le plus élevé, la roideur est tétanique et presque invincible.

Quand on vient à prendre un membre dont les doigts sont *fléchis,* le poignet *étendu,* on éprouve de la résistance à fléchir le poignet et à étendre les doigts, parce que *les deux sortes de muscles fléchisseurs et extenseurs sont atteints,* mais à un degré différent. Eh bien, il peut arriver que les doigts étant demi-fléchis, on éprouve autant de peine à les fléchir davantage qu'à les étendre, et cela par la *même raison;* car, j'y insiste, ce serait à tort qu'on croirait ces fléchisseurs seuls malades, les fléchisseurs le sont aussi, il n'y a de différence que dans le degré.

En physiologie, on est tenté de croire que les mouvements musculaires s'opèrent non point par une contraction générale permanente, mais par une série de contractions rapides, partielles; en un mot, qu'il y a, comme dit M. P. Bérard, une sorte de tremblement continuel. Néanmoins, à travers la peau, il est impossible à l'œil de voir les fibres musculaires successivement contractées pendant un même mouvement; mais ici un certain nombre d'observations complètes nous permettent d'établir que, dans un assez bon nombre de cas, les muscles contractés sont le siége d'un tressaillement continu, d'une série de petites contractions visibles à l'œil; quelquefois on ne les voit pas, mais le doigt, appliqué directement, les distingue, il semble que le muscle travaille, et sautille sans cesse sous la main;

Mais le repos des fibres ne se faisant pas simultanément pour toutes, le muscle n'est jamais relâché, et la portion du membre est invariablement maintenue.

Ailleurs le relâchement se fait en masse, mais il est si court que la position passagère est toujours maintenue, la main sent des contractions passagères, des soubresauts ; M. Gourbeyre, qui les décrit, appelle cela des convulsions passagères, prenant sans doute le mot convulsion dans le sens de clonisme. Sont-ce donc vraiment des convulsions cloniques qui viennent s'ajouter aux toniques ? Non, si l'on comprend par clonisme des séries de contractions musculaires insuffisantes pour imprimer aux parties des mouvements rapides et passagers de situation ; oui, si par clonisme on entend des alternatives sensibles soit à l'œil, soit à la main, dans la contraction musculaire.

Le lecteur sait maintenant quel degré de clonicité et quel faible degré affecte les muscles contracturés.

Dans sept observations, il est question de ces mouvements assez notables pour embarrasser, et que quelques-uns appelleraient *clonisme*.

Dans une observation, on dit : « par intervalle il survient quelques mouvements convulsifs dans ces parties, de temps en temps on aperçoit et on sent aux membres supérieurs des soubresauts, des contractions passagères » ; dans deux autres, ce sont « de petits mouvements convulsifs, un petit frémissement particulier » dans certains muscles.

Dans la 4ᵉ, on n'observe nullement les mouvements cloniques, on n'en parle point ; mais dans les antécédens qu'on esquisse rapidement, on note : « mouvements convulsifs depuis quatre jours. »

Dans la 5ᵉ, qui appartient à Dance, il dit : « Tous les muscles ainsi contractés étaient le siége de secousses intérieures que le malade redoutait... »

Dans la 6ᵉ, qui est aussi de lui : « Par moments des secousses brusques et douloureuses se faisaient sentir dans les membres contractés... ; plus loin... mêmes tressaillements douloureux avec secousses brusques dans les muscles de ces parties ; ces muscles sont durs et tendus, on les sent vibrer convulsivement en appliquant la main à leur voisinage. »

Dans la 7ᵉ, il y avait un véritable tic qui se montrait par instant dans un muscle contracté.

Le caractère dominant, c'est toujours la contracture ; les muscles sont durs et tendus, très-souvent la tension des muscles par séries de ontractions est sensible à la main, visibles sous la peau ; les muscles palpitent, frémissent, mais c'est toujours la contraction tonique. Il est rare que, comme dans le dernier exemple, elle soit véritablement clonique.

Dans le cas que M. Hérard m'a confié, il n'écrit pas le mot contracture, mais il avait déjà vu ce remarquable malade dont il a publié l'histoire, et qui porte à un si haut degré tous les phénomènes douloureux de la contracture. Eh bien je lis, au début de cette 5ᵉ observation : « je pensai que nous avions affaire à une contracture essentielle décrite par Dance, Tonnellé. »

J'ai donné, comme chiffre incontestable, la douleur spontanée de la contracture dans les 4/5 des cas. Si j'avais éliminé les trois derniers cas, ou il paraît qu'il y avait des douleurs, puisqu'on parle de douleur de crampe..., de soulagement par l'extension du doigt..., de comparaison avec le tétanos intermittent de Dance, je serais arrivé à la contraction douloureuse dans les 11/12 des cas. Et encore qu'on note bien que les chiffres incontestables ne me donnent pas 4/5 de contractures douloureuses, et 1/5 ou 11/12 de non douloureuses, mais bien de contractures où la douleur spontanée est *douteuse*, où la douleur spontanée n'est *pas mentionnée*, ce qui est bien différent.

Jamais on n'a noté l'absence de douleur spontanée. Cette douleur dépend-elle de la contraction, ou du moins en est-elle inséparable ? Je ne sais.

Cependant je vois assez souvent un certain degré de douleur noté avant les positions involontaires, produits de la contracture.

Je n'insiste pas très-longuement sur ce sujet, parce que les observations, suffisamment détaillées, sont trop peu nombreuses à ce point de vue.

Dans 1/4 à 1/2 des observations, il est dit que la pression des muscles était douloureuse ; je l'ai vue douloureuse au plus haut degré. Dans

les autres cas, on ne saurait affirmer qu'il n'y ait pas eu de douleur, car son absence n'est pas mentionnée, et il est très-possible
qu'elle n'ait point été recherchée.

Peut-être même pourrait-on croire qu'elle existait dans plusieurs
observations, où il est dit que la pression devenait insupportable
aux malades. Il en était ainsi dans l'observation où cette première paraissait réveiller les accès au déclin.

L'électricité a trois fois été appliquée sur les muscles contracturés,
mais deux fois on ne se préoccupa que du traitement, sans noter l'état
de l'irritabilité électro-musculaire des parties affectées.

Dans l'observation 21, nous avons exploré les muscles à l'aide de
l'électricité; ils étaient extrêmement sensibles, tant sous le rapport
de la sensibilité électrique, que sous celui de la contractilité qui
existait à un haut degré; mais les phénomènes douloureux, fibrillaires, paraissaient augmentés, réveillés, ainsi que la contracture, et
j'agissais chez un malade assez souffrant pour qu'il ne me fût pas
permis de pousser plus loin mon exploration.

On voit que nous sommes assez loin des phénomènes observés par
M. Aran dans l'atrophie musculaire progressive, où il y a diminution
(du moins cela *lui a-t-il semblé*) des palpitations fibrillaires sous l'influence électrique.

La pression des muscles, dans ce même cas, rappelait ou augmen-
tait ces mêmes palpitations.

Ces particularités mériteront d'être relatées dans des observations
ultérieures.

Nous avons maintenant à examiner comment se comportent les
extrémités supérieures contracturées lorsqu'on veut les mouvoir.

Le plus souvent on note le développement d'une douleur vive
quand on cherche à mouvoir ces membres; toujours cela s'est montré
dans les cas où la pression des muscles était douloureuse, et dans
presque tous ceux où on nota des palpitations fibrillaires; mais quelquefois cette douleur provoquée ne se montre qu'à un degré élevé
de la contracture.

C'est surtout quand on veut étendre les doigts fléchis qu'on observe ce phénomène, ou lorsque le malade fait des efforts pour opérer cette extension volontaire. Des autres cas, il y en a où on ne note pas son absence ; aussi ne sommes-nous pas en droit de déclarer qu'elle n'existait pas. Ce sont aussi les cas pour la plupart dans lesquels on ne dit point qu'on ait employé la pression des muscles ; mais plusieurs de ces cas rapportent la douleur musculaire spontanée.

Dans le plus grand nombre des cas, la douleur est provoquée par les mouvements qui tendent à redresser soit la flexion, soit l'extention exagérée, ce dont on se rend bien compte ; la traction opérée sur le muscle contracturé revient à la pression de ce muscle, et ces deux violences extérieures provoquent de la douleur.

Dans une seule observation, je vois noter que le malade est soulagé quand on cherche à lui étendre le poignet fléchi ; mais, dans quelques cas, il est dit que si on veut fléchir complétement les doigts, il y a production d'une vive douleur. Si on se rappelle que le plus souvent la flexion dans l'articulation méta carpo-phalangienne s'accompagne d'extension des articulations phalangiennes, que nous avons vu le poignet gauche étendu forcément, tandis que les doigts étaient violemment fléchis ; quand on se rappelle la roideur des mouvements, on admet facilement que les deux ordres de muscles extenseurs et fléchisseurs souvent sont atteints, mais que les uns le sont plus ou beaucoup plus que les autres ; d'où la variété de la douleur provoquée. Après l'étude complète que nous venons de faire des phénomènes musculaires aux extrémités supérieures, nous ne saurions nous étendre encore sur ceux qui se passent aux inférieures ; d'ailleurs les phénomènes de dureté, de palpitations fibrillaires, de douleurs spontanées, de douleur à la pression, à la traction, etc., y sont identiques.

Les extrémités inférieures ont été prises dans 18 cas.

Mais 6 fois elles ne furent le siége que de crampes plus ou moins fréquentes, point de la vraie contracture.

Dans 12 cas, elles furent plus franchement atteintes.

C'était surtout dans les cas où la contracture fut violente.

Il paraît que l'envahissement des membres inférieurs par la contracture marque un degré plus élevé de la maladie.

D'autres raisons nous confirmeront plus tard dans cette opinion.

Dans quelques cas, on note la flexion, rétraction des orteils, l'extension des pieds, le talon relevé, la pointe abaissée. On compare alors au pied-bot équin, simple ou compliqué de varus. Jamais on n'a noté la pointe du pied relevée.

La contracture se borne là; ce ne sont guère que de l'engourdissement et quelques crampes qu'on relate aux cuisses.

Cependant, dans 2 ou 3 cas, la cuisse était étendue immobile sur le bassin; jamais je n'ai vu la flexion des genoux ni aucune modification dans la position naturelle de la cuisse.

Jusqu'à présent le lecteur s'est contenté de l'expression contracture des extrémités, le mot tétanie lui semblait fort mal placé; c'est que le lecteur ne s'est point aperçu de la gravité de la maladie, il n'a point assisté à la forme grave de l'affection qui nous occupe. Maintenant, que je vais passer aux phénomènes qui se passent ailleurs qu'aux extrémités, à l'abdomen, au thorax, à la tête, il serait tenté à ce moment d'entrer avec moi dans l'étude de cette forme grave.

Qu'il se détrompe, il y est entré, dès qu'il a étudié les manifestations musculaires des extrémités inférieures.

Quelques phénomènes autres que la vraie contracture envahissent-ils les membres inférieurs, avons-nous dit plus haut, il faut redoubler de vigilance; la contracture y éclate-t-elle, nous touchons aux cas les plus graves.

Toutes ces assertions reposent sur l'analyse des faits.

Sur 25 cas de contractures des extrémités :

7 se bornèrent aux extrémités supérieures;

Une fois il y eut des engourdissements, des fourmillements dans d'autres parties que les extrémités, mais ce fut tout; une autre fois, il y avait un torticolis.

On voit qu'en définitive, c'était fort peu de chose.

Sur les 4 autres qui envahirent les pieds et les mains, mais qui ne présentèrent aux pieds que divers phénomènes, tels que crampes, fourmillements, roideur des mouvements sans contracture vraie, 3 éprouvent quelque roideur soit dans la mâchoire, la langue ou le pharynx.

Sur 18 qui présentèrent la *contracture* des *quatre* extrémités, tous montrèrent une généralisation assez considérable de la maladie.

Au début de son observation, M. Hérard s'exprime ainsi, après avoir décrit l'état des mains et des avant-bras qui, au premier accès auquel il assista, étaient seuls atteints :

F. « Les membres pelviens ne présentent rien d'anormal ; les mouvements du cou, des mâchoires, du tronc, sont complétement libres ; il n'y a nulle céphalalgie, l'intelligence est très-nette ; il n'existe aucune douleur le long du rachis, l'apyrexie est complète, l'appétit conservé.

« Le 27, la contracture envahit les pieds ; et, encore, comme la veille, l'intelligence est parfaitement conservée ; il n'y a ni fièvre, ni céphalalgie ; l'appétit est vif.

« Le 28. Même état ; même médication. »

Mais le 29, « la contracture a envahi les muscles des *parois abdominales*, les muscles droits se dessinent comme deux cordes *fortement tendues*. Le malade se plaint d'une forte *constriction* à la poitrine. » Notez, comme je l'ai déjà fait remarquer plus haut, que l'état, le 28, est indiqué bien brièvement ; que le 26, le malade se sentait les épaules surchargées d'un poids énorme. « Il y a gêne de la déglutition.

« Le 30, la poitrine est resserrée, la suffocation paraît imminente ! L'angoisse est inexprimable. »

Quel changement en si peu de temps, quelle gravité, quelles craintes pour le médecin !

Surtout si jusqu'alors il est resté inactif.

Est-ce bien là la contracture des extrémités ?....

« Le 31. Le lendemain les membres se meuvent, le ventre est souple ; le malade a dormi paisiblement ; il demande avec instance des aliments.

« Le 3 février. Appétit vorace.

« Après cela, plus de doute ; c'était bien une névrose, car il n'y avait nulle fièvre, nulle céphalalgie ; l'intelligence était nette, etc.

« Mais si on peut affirmer que c'était une névrose, assurément ce n'était pas le tétanos, car il n'y avait pas l'ombre du trismus ; les mâchoires, la langue étaient libres.

« Six jours après une santé parfaite, le malade a de l'engourdissement des doigts.

« Le 11 (7e jour). Les mains et les pieds sont repris ; même constriction à la poitrine, gêne dans la parole et la déglutition, un peu de trismus.

« Est-ce le tétanos ?

« Le pouls est à 120, la peau chaude, la fibrine à 4,5 (Rodier).

« Est-ce une inflammation ?

« Le lendemain, le malade se trouve beaucoup mieux.

« Le 13. Le malade se trouve très-bien ; il demande et obtient quatre portions d'aliments ! Il reste dans cet état jusqu'au 27 février. »

Et du 30 février suivant au 20 mars, époque à laquelle le malade quitte l'hôpital, rien de nouveau ne s'était produit.

Cette observation saisissante est bien propre à faire écouter sans dédain les particularités suivantes, que peut-être le lecteur eût été porté à regarder comme des symptômes propres à déceler des erreurs de diagnostic, et à montrer combien ces cas se rapprochaient plutôt soit du tétanos, soit des inflammations cérébro-spinales que de la maladie qui nous occupe.

Au tronc, la marche est-elle descendante ?

Dans l'observation précédente, on relate simultanément l'état des muscles abdominaux et des pectoraux, mais j'ai fait remarquer qu'un jour entier est passé sans détail, et que la veille de ce jour, les muscles du ventre étaient normaux et les épaules surchargées d'un poids énorme ; s'il est probable que les pectoraux aient été les premiers atteints , c'est un fait non démontré et qui rigoureusement ne permet que le doute sur la priorité comme sur la simultanéité.

Mais on ne pourrait dire que les muscles abdominaux ont été pris avant les pectoraux.

Dans une deuxième observation, il est dit :

Q. « Les muscles de la paroi antérieure de l'abdomen présentaient une rigidité analogue à celle des muscles des membres ; ceux du thorax et du cou n'offraient rien de semblable, mais les masséters étaient contractés et tenaient les mâchoires resserrées avec assez de force, pour que l'ouverture de la bouche fût très-difficile ; les muscles labiaux étaient eux-mêmes le siége d'une légère tension.... »

(C'est encore un malade qui, après cet accès, resta plusieurs mois à l'Hôtel-Dieu en qualité d'infirmier, jouissant constamment d'une bonne santé ; ses accès n'ont plus reparu.)

Il en est de même ici ; rien n'autorise à déclarer que la tête a été prise avec les muscles abdominaux, puisqu'on a vu les deux phénomènes ensemble ; mais rien n'autorise non plus à croire que la tête ait été prise après eux. Il y a doute.

Dans la 3ᵉ. (*E*),

« On aperçoit des soubresauts, des contractions partielles dans les muscles pectoraux ; il y a de l'*oppression épigastrique*, de la dyspnée.

« Si l'on veut faire ouvrir la bouche au malade, à peine a-t-il desserré les dents, qu'il paraît souffrir horriblement, et qu'il les rapproche aussitôt ; il porte la main sous les mâchoires et dit qu'il y éprouve des crampes très-douloureuses. En effet, les muscles de la région *sus-hyoïdienne* sont violemment contractés et très-sensibles ; ce qui n'a pas lieu pour les élévateurs de la mâchoire ; mouvement de déglutition douloureux

« Intelligence nette, aucune douleur du rachis ni par la pression ni la percussion, etc. etc. »

Le malade, dont j'ai rapporté l'histoire au début de ce travail,

« eut des crampes dans le cou dès le premier accès, et avant que toute autre partie que les extrémités fût prise. Au deuxième accès, il en fut de même, puis les grands pectoraux furent le siége de frémissements fibrillaires ; aux accès suivants, la généralisation fut plus grande encore, sans que les masséters fussent jamais con tracturés, quelque effrayants que furent les accès, et jamais le tronc ne présenta rien de pareil à ce qu'on voit dans le tétanos. »

Observ. P. « Les muscles labiaux étaient atteints après les extrémités, puis les muscles qui forment le creux de l'aisselle, ainsi que les masséters, sont eux-mêmes durs et tendus. »

Observ. R. « Les muscles vertébraux étaient frappés de rigidité... La région cervicale seule est restée mobile à volonté. Parole grandement embarrassée par la difficulté qu'éprouve le malade à sortir et à mouvoir la langue ; il pouvait d'ailleurs ouvrir la bouche assez librement... »

H. Le malade dit « éprouver un peu de roideur dans la mâchoire, mais les mouvements en sont très-faciles. »

N. « Quand le malade parlait, la langue me paraissait un peu embarrassée ; après les extrémités, tout se borna là. »

J. « Il y avait gêne, oppression épigastrique ; il y avait quelques mouvements dans les muscles de la face et un léger trismus ! »

Nous voyons donc qu'on peut poser que les phénomènes musculaires n'apparaissent point en pareil lieu à l'abdomen, mais plutôt au thorax, et surtout au cou et à la tête. L'observation des 7 faits précédents seuls, où on est explicite, nous conduirait à croire que les muscles de la région antérieure et latérale du cou sont atteints, à l'exclusion de ceux de la région postérieure, différence importante à noter à cause du tétanos ; que les muscles sus-hyoïdiens ou abaisseurs de la mâchoire sont plus souvent atteints les premiers, et le sont à un plus haut degré que les élévateurs masseters, différence capitale encore entre ces deux maladies, mais différence particulière. Nous entrerons plus tard dans les différences générales.

Le lecteur a compris avec la plus grande facilité que la contracture des mains amenait l'impossibilité de l'acte de la préhension, celle des pieds, l'acte de la marche; il s'agit actuellement d'étudier l'influence que la contracture exerce sur les actes dont les autres muscles atteints sont chargés. La difficulté dans l'exercice de la parole, avec conservation complète de l'intelligence, ont été rapportés à la difficulté des mouvements soit des lèvres dans certains cas (*P*), où seules elles étaient alors atteintes, soit à la contraction des muscles sus-hyoïdiens accompagnée ou non de contracture des muscles de la langue (toujours est-il qu'aucun observateur n'indique un changement de forme dans la langue), soit à la contracture des muscles élévateurs, contracture qui, hors un seul cas, a été légère en général.

On conçoit parfaitement bien, avec les mêmes altérations, la gêne dans les mouvements de préhension labiale et dans ceux de la déglutition, si l'on fait attention qu'aux membres la pression des muscles, la tentative de mouvement volontaire rappelait les douleurs, on ne sera plus étonné que l'acte de la déglutition soit non-seulement difficile, mais même douloureux.

F. « Si l'on veut faire ouvrir la bouche au malade, à peine a-t-il desserré les dents qu'il paraît souffrir horriblement, et qu'il les rapproche aussitôt; il porte la main sous la mâchoire, et dit qu'il éprouve des crampes très-douloureuses dans cette partie; en effet, les muscles de la région sus-hyoïdienne sont violemment contractés et très-sensibles, ce qui n'a pas lieu *pour les masséters;* mouvement de déglutition douloureux; le lendemain, on constate une roideur gênante de la base de la langue. »

Je n'ai point voulu rapporter à la contracture, envahissant les muscles du pharynx, la difficulté de la déglutition, parce que cette contracture n'a pas été *touchée;* le sphincter labial a été contracturé, paraît-il, dans quelques cas où la parole était difficile ; nous n'avons rien observé quant au sphincter anal et vésical ; le diaphragme a été pris.

1852. — *Corvisart.*

Nous demanderons à la physiologie les actes produits par cet agent, et nous chercherons si précisément ils ne furent point des symptômes relatés dans les observations.

C'est ainsi que la gravité de la maladie se mesurera non point au nombre des muscles atteints, mais à la fonction des muscles contracturés; et que le médecin praticien craindra un cas grave dès que les pieds lui paraîtront contracturés; ce n'est, en effet, que dans les cas où les muscles de la digestion, de la respiration, deviendront aux mêmes siéges de la crampe.

Examinons les muscles respirateurs.

Ai-je besoin de rappeler au lecteur que les muscles sus-hyoïdiens concourent indirectement mais efficacement à l'inspiration, en fixant le larynx et permettant aux muscles sterno-hyoïdiens, sterno-thyroïdiens d'élever le sternum. Ceux qui ont tant soit peu observé la respiration dans l'agonie se rappellent l'énergie avec laquelle ils se contractent, et les deux fossettes pareilles à celles de notre malade cité page 9, que la saillie des sus-hyoïdiens dessiné sous le plancher de la bouche, entre ces muscles et les branches maxillaires.

Chacun sait l'usage du sterno-mastoïdien dans les mouvements respiratoires du sternum.

Mais on m'objectera que la contracture, c'est-à-dire l'immobilité de ces muscles, n'exerce qu'une action secondaire sur la respiration, qu'on conçoit encore l'exercice de cette fonction en l'absence ou avec l'impuissance de ces muscles : d'accord. N'avons-nous pas pris les muscles pectoraux sur le fait? n'avons-nous point senti soit leur dureté, soit leurs contractions fibrillaires? M. Marotte n'a-t-il point noté les crampes siégeant au niveau des attaches inférieures des grands pectoraux durcis?

MM. Meurisset et Bourdon n'ont-ils pas noté, avec la contracture du sus-hyoïdien, que si on se tourne « du côté du thorax, on aperçoit des soubresauts, des contractions partielles dans les muscles grands pectoraux? »

Si l'on se rappelle que les grands pectoraux, allant du thorax à l'épaule avec plusieurs autres muscles de la région postérieure du tronc, et fixés au thorax, passent comme une sangle sur cette épaule, comment, en l'absence de l'examen direct de ces muscles, expliquerez-vous ce que porte l'observation de M. Hérard : « Ce malade se tordait sur son lit... les épaules lui semblent surchargées d'un poids énorme ? »

De même pour ces muscles qui servent de sangle : « Les muscles qui forment les bords du creux de l'aisselle sont durs et tendus ; ils tiennent les bras appliqués contre le tronc » (Dance), et deux autres fois : « les bras sont rapprochés du tronc. »

Nous n'avons point besoin que ces auteurs nous disent : les muscles respirateurs sont atteints ; ils ne le font pas, peu semblent y penser ; tous voient dans les contractures que nous venons d'énumérer, *la contracture des extrémités agissant sur les extrémités* ; nous allons plus loin, les extrémités ne sont plus rien, la respiration devient tout.

Nous avons ausculté notre malade en proie à la dyspnée, aux palpitations des muscles du tronc, nous l'écoutons : « Notre oreille est abasourdie par le mouvement rotatoire de la contraction musculaire, que je retrouve dans toute la poitrine, en avant, en arrière, et qui marque non-seulement le bruit respiratoire, mais les bruits du cœur ! »

Il est donc bien prouvé que les muscles inspirateurs extérieurs peuvent être atteints de contracture.

Passons au diaphragme.

Nous savons qu'il concourt puissamment à la respiration, à la production du hoquet.

Or nous avons observé la dyspnée, à laquelle il peut concourir, mais dont nous avons cependant une explication suffisante sans son concours.

Nous avons vu notre malade, dont les muscles contracturés, pressés par la main, irrités par l'électricité, devenaient le siége de contractions nouvelles, de crampes, suivant l'expression du malade, et d'un autre côté, nous avons vu la déglutition, d'ailleurs douloureuse, une fois effectuée, être plusieurs fois suivie de hoquet, et, chose à noter, le hoquet n'avait lieu après la déglutition, qu'au moment des accès. Je me demande si le liquide ingéré ou les efforts nécessaires pour déglutir, ne rappelaient point des contractions rapides, des crampes du diaphragme, dont le hoquet aurait été l'expression, comme le resserrement de la base du thorax aurait été l'expression de la contraction continue de ce muscle respirateur.

Toujours est-il qu'ici je ne puis que poser la question, pencher pour l'affirmative sans franchir le doute.

Si nous en croyons M. Hérard nous serions cependant autorisé à penser que le hoquet de notre malade pourrait être produit par le spasme phrénique.

Je veux poursuivre les analogies.

J'ai remarqué que le malade que j'ai cité était pris de hoquet lorsqu'il avait bu.

Eh bien, M. Hérard fait la même remarque quant à la production de l'accès d'asthme thymique :

2ᵉ *observ.* « Les accès de spasme étaient ordinairement provoqués par les efforts de la déglutition. »

7ᵉ *observ.* « Les efforts de la déglutition les amènent (les accès d'asthme thymique) maintenant presque certainement. »

Chose remarquable, c'est précisément un enfant qui d'abord, le 2 mars, se présente « dans un état très-prononcé de contracture des extrémités, avec poignets fortement fléchis ainsi que les doigts; les pouces sont opposés à l'index et au médius » (comme pour écrire), et chez lequel, le 6 *mars*, on remarque « quelques symptômes très-légers de spasmes de la glotte. »

4ᵉ *observ.* « Les mouvements de déglutition produisent les accès presque invariablement. »

Mais, comme pour donner une complète sanction à cette idée de la participation du diaphragme dans le cas qui nous occupait, M. Hérard, dans un autre passage, après avoir parlé de l'inspiration qui, pour lui, a un caractère tellement spécial, que lorsqu'on l'a entendu une fois il est impossible à l'avenir de le méconnaître, il dit : « le hoquet s'en rapprocherait davantage, et cela doit être, c'est la même cause qui les produit, une convulsion du diaphragme, et si le timbre est un peu différent, s'il est plus creux, moins aigu dans le hoquet, cela tient uniquement à l'absence, dans ce dernier cas, du spasme laryngien. »

Néanmoins et malgré ces analogies, nous avons fort heureusement à déclarer que le lien si étroit qui unit la contracture des extrémités et le spasme de la glotte chez l'enfant, comme le notent avec soin la plupart des auteurs, *semble heureusement brisé chez l'homme adulte*, puisque nous n'avons point trouvé d'exemple de véritable accès d'asthme, de spasme thymique, d'asphyxie ; le diaphragme s'y prend peut-être, mais il se prend moins, et jamais les muscles du larynx ne viennent fermer les portes de la vie.

Qu'on nous excuse de cette digression dans la pathologie de l'enfance ; les rapports entre les phénomènes étaient si pressants que nous n'avons pu résister au désir de les montrer, afin de faire ressortir mieux encore les différences que l'âge y apportait, différence qui a pour mesure la vie ou la mort !

La dyspnée ne s'est montrée que dans les cas où la contracture avait envahi les pieds et le tronc. Elle varia entre la simple pesanteur au-devant du sternum, l'oppression épigastrique, la gêne de la respiration, et une dyspnée considérable, que la violence des douleurs rend plus effrayante, qui peut donner le change, et dans ces conditions faire craindre un péril imminent.

Néanmoins elle est quelquefois réellement considérable « la poitrine est resserrée, l'angoisse inexprimable, la suffocation imminente !...

Si le médecin, en présence de l'asthme ordinaire, reste sans crainte pour les jours du malade, malgré l'apparence formidable des accès, en face d'une face bleuâtre, d'yeux saillants et immobiles, d'une respiration suspendue, des membres froids et cyanosés, ce que tous les traités de pathologie, n'auraient pu faire, l'expérience mille fois répétée le fait chez lui et lui donne confiance.

En face de malades atteints de dyspnée et de contracture, en proie aux douleurs les plus atroces, le spectacle est navrant, il émeut vivement, et d'après l'analyse des observations, et mon expérience en présence de l'asthme thymique des enfants, si rapidement mortel, ma plume se refuse à inscrire, à propos de la maladie qui m'occupe, ce que j'inscrirai avec assurance à la suite de l'accès d'asthme. L'innocuité de la dyspnée, l'absence de danger imminent.

Cependant elle est inscrite dans les faits.

Nous n'avons point à répéter ici que la voix pendant l'accès est très-notablement empêchée par la contracture des muscles sus-hyoïdiens, de l'état des muscles du pharynx, de la langue, de la face et des muscles respirateurs.

Cette altération de la voix varie avec ces phénomènes, et ne se montre point sans eux.

Les observations répètent à l'envie pour chaque malade, pour chaque accès : « intelligence intacte; — intégrité de l'intelligence et des sens; — intelligence nette. »

« Le malade avait au reste toute son intelligence, et nous raconta, » etc. etc.

Ainsi l'intelligence est parfaitement saine, et elle se conserve telle au milieu des angoisses inexprimables qui peuvent accompagner les fortes attaques, surtout celles qui, portant sur les muscles de la respiration, amènent la dyspnée, ou celles où le phénomène douleur prend un développement considérable.

Une fois j'ai vu quelque chose de semblable à ce qui se passe chez bien des sujets dans des accès très-douloureux de névralgie, mais qu'il ne faut pas prendre pour des troubles réels de l'intelligence ; c'est ce malade qui buvait la tisane de son voisin et s'en excusait aussitôt, invoquant l'espèce d'égarement dans lequel le mettaient ses douleurs.

On ne peut considérer cet acte comme un trouble réel de l'intel-

ligence tenant à autre chose qu'à la douleur ; c'est un de ces actes
sans portée, non réfléchis, comme en commettent les individus
sains d'esprit, mais qui souffrent beaucoup. Dans tous les autres
cas, excepté deux compliqués dont je vais parler, l'intelligence fut
aussi intacte que possible, même au milieu des angoisses les plus
grandes, et c'est là un des caractères essentiels de la maladie qui
nous occupe.

Je viens parler de deux cas : ce sont deux cas très-compliqués.
Chez l'un, depuis six ans, des accès s'étaient montrés à des intervalles de plusieurs mois, et toujours l'intelligence avait été complétement intacte : l'un d'eux survint quatre jours avant l'éruption
d'une rougeole, néanmoins l'intelligence est saine ; mais le jour de
l'éruption, la face devient abattue, les pupilles se dilatent, du délire paraît la nuit, est suivi d'une résolution des membres et d'un
état comateux, dans lequel le malade succombe quarante-huit heures après le début de l'éruption.

Ce délire, comme on voit, ne prouve rien contre l'intégrité de
l'intelligence dans la contracture, puisqu'il suit une éruption morbilleuse.

Le second cas est un cas relatif à un jeune homme chez lequel
la contracture se manifesta deux jours sans délire, mais qui, le troisième jour, s'accompagna des phénomènes typhoïdes suivants : stupeur, délire, épistaxis, fièvre, gargouillements dans la fosse iliaque,
douleur de ventre, quelques taches.

Je puis déclarer que l'intelligence est toujours saine au début,
presque constamment pendant tout le cours de la maladie, dans les
cas de contracture simple, caractère extrêmement précieux.

Sur 22 cas (je ne tiens pas compte de ceux dont je viens de parler),
je vois 9 fois le mot céphalalgie ; aussi est-il d'un grand intérêt de
savoir à quoi s'en tenir à ce sujet.

E. Dans le 1er cas, c'était un malade chez lequel «les extrémités,
les muscles sus-hyoïdiens, probablement les pectoraux, étaient atteints, qui avait de la dyspnée, des accès d'étouffement qui le for-

çaient à se tenir sur son séant, des contractures très-douloureuses ; en même temps il avait une céphalalgie intense qui diminua avec ces phénomènes, mais persista un jour après eux. »

Au reste « intelligence nette. »

Sans trop hasarder, on pourrait bien dire que cette céphalalgie était causée par la gêne de la respiration, partant de la circulation.

Dans le 2ᵉ, ce n'est que le troisième jour qu'on note « un peu de céphalalgie gravative occipitale, mais le cinquième, un peu d'étourdissement, le sixième un peu de pesanteur de tête. » On voit que c'est bien peu.

A. Dans le 3ᵉ, on note, le 4ᵉ jour, « de la céphalalgie »; le malade guérit rapidement ; il n'en est plus question aucun autre jour.

D. Dans le 4ᵉ, il en est de même : on parle une fois de « céphalalgie. »

H. Dans le 5ᵉ, « il y a de la céphalalgie deux jours. »

Dans 3 cas (*T, U, V*) observés par M. Géry chez M. Grisolle, on la note aussi un jour ou deux jours.

Dans 1 cas, je l'ai vue précéder la contracture, et celle-ci finie, persister encore quelques jours.

Mais cette céphalalgie, qui s'est montrée dans la moitié des cas, *a été* ou *fugace* ou *très-légère*.

G. Une fois on note un jour « une douleur à la pression du haut de la portion dorsale du rachis »; mais le lendemain on n'en parle pas ; le surlendemain on dit : « point de douleur le long du rachis. »

Dans les 24 autres cas, les observateurs n'ont jamais trouvé le rachis douloureux soit spontanément, soit à la pression ; cependant 10 fois on l'a cherché avec soin ; et dans les 14 autres, quoique la maladie ait attiré toute l'attention, on ne note rien à cet endroit, quoiqu'on donne l'état des facultés intellectuelles; et, d'un autre côté, ces 14 cas où on ne note la douleur rachidienne ni d'une manière positive, ni d'une manière négative, sont précisément les plus légers. Dans 4, les extrémités supérieures seules avaient été atteintes; en sorte que la lacune n'existe pas précisément pour les cas graves où il eût été plus raisonnable de rapporter la maladie à une altération matérielle de la moelle épinière.

Il est acquis que la contracture généralisée, débutant par les extrémités, ne s'accompagne pas de douleur vertébrale.

Sachant, par mille exemples, combien la gêne de la respiration, combien des douleurs atroces, amenant surtout une anxiété qui se manifeste par les changements de position, l'agitation, en un mot, peuvent accélérer le pouls, nous devrons examiner l'état du pouls pendant et après l'accès. Sur 24 cas, pas une fois on ne note une accélération du pouls hors le temps de l'accès.

Quant au temps de l'accès, 2 fois il n'y a, de la part de l'observateur, aucune indication; 6 fois on déclare qu'il n'y a pas de fièvre, quoique 1 de ces cas ait présenté l'état suivant:

« Les mains et les pieds étaient contracturés et douloureux, les yeux étaient brillants; ce qu'il y avait de plus remarquable, c'était l'agitation continuelle de ses membres (mais nulle convulsion clonique) et une anxiété légère manifestée dans toutes ses poses; quand il parlait, la langue me paraissait un peu embarrassée. »

Des autres cas, l'un avait « le pouls à 100, dépressible pendant l'accès, le 10 mai; le 12, l'accès étant très-faible; il y avait 64. » Mais il faut dire qu'à cet état de contracture s'ajoutait une bronchite avec irritation gastro-intestinale.

G. Le second, ayant un accès douloureux aux mains, aux bras, avec crampes des mollets, avait le pouls à 80, médiocre. »

Un autre jour, il avait « la peau chaude, sudorale, de l'agitation, et 108 pulsations; la sueur dura le jour et la nuit. » Nous notons cette sueur durant vingt-quatre heures, parce que nous aurons ultérieurement à discuter si les phénomènes accélération du pouls, chaleur, sueur, représentent ou non les caractères d'une fièvre intermittente.

Ce que nous voulons savoir actuellement est ceci:

La maladie qui nous occupe est-elle une maladie pyrétique continue avec accès de contracture?

Ces deux derniers faits, comme les six précédents, déposent pour la négative.

E. 3ᵉ. « Dans ce cas, il y a apyrexie le 20 ; de même le 27, etc. Une fois cependant que l'accès est très-fort, que les extrémités, les muscles sus-hyoïdiens sont pris, que l'anxiété est forte, le pouls est à 96, plein, fort ; les jours où on note l'apyrexie sont parfois, il faut le dire, marqués par des accès violents. Ainsi, le 20, il y avait contracture de la mâchoire inférieure et roideur de la base de la langue ; le 27, il est dit : malaise, endolorissement général, apyrexie. »

F. 4ᵉ. Ici c'est plus probant en faveur de la négative, car on note « l'apyrexie complète, les 26, 27, 28, quoique les membres soient pris, qu'il y ait de vives douleurs, et que la face représente l'expression d'une douleur horrible. Le malade ne pouvait garder un seul instant la même attitude ; au fort d'un accès, il y a 70 pulsations peu développées. Le 3, le malade avait un appétit vorace, mangeait deux portions ; mais le 8, un accès commence, augmente le 9 ; le malade a 78 pulsations peu développées ; le lendemain, 120, et l'accès est à son comble. Le 12, il a 75 à 80 pulsations ; le 13, il mange quatre portions d'aliments. » Assurément ce n'est point là une maladie pyrétique continue avec accès de contracture.

K. 5ᵉ. Le deuxième jour, l'observation porte « sans mouvement fébrile notable ; le troisième, 96 pulsations ; le quatrième, apyrexie ; le sixième, le malade mange deux portions. » Ce n'est point encore une maladie pyrétique continue.

P. 6ᵉ. « Le 21 mars, on reçoit le malade, et son rapport paraît peu exact ou même dénué de vérité ; on ne le croit pas malade, l'accès vient, le pouls s'élève et persiste avec l'accès. Le 23, grand appétit, moins de fièvre. Le 24, pouls naturel. Trois ans après, le malade n'avait pas eu une récidive. »

Q. 7ᵉ. « Le 2 février, accès de cinq heures avec fièvre seulement alors. Le 5, le malade n'avait pas de fièvre, et pendant plusieurs mois la guérison se confirme. »

R. 8ᵉ. « Le soir, le malade est admis, exempt de fièvre ; le lende-

main, fièvre le matin et accès ; à cinq heures du soir, le malade
était dans le calme le plus parfait ; les urines, examinées après l'accès, n'ont laissé aucun dépôt particulier. Le surlendemain, moins
de fièvre. Trois semaines après, le malade est congédié en parfaite
santé. »

9°. « De même dans ce cas, la fièvre cesse complétement après
l'accès, qui dure dix-huit à vingt heures. »

10°. « Mon malade ne ferait que représenter le même tableau ; le
citer serait répéter tout ce qui précède. »

Je suis donc en droit de déclarer que, dans la contracture, il n'y a
point mouvement fébrile continu dans au moins les cinq sixièmes
des cas ; les autres observations sont silencieuses.

Nous avons vu souvent pendant l'accès la gêne de la respiration
et de la circulation.

Nous avons vu quelques phénomènes, tels que la céphalalgie, naître
avec ou pendant l'accès, et persister après lui comme conséquence
probable de cette gêne.

Nous avons actuellement à parler d'un phénomène curieux, l'œ-
dème, la lividité ou la rougeur des extrémités, le froid ou la chaleur intense. C'est ainsi que dans une observation :

F. « Les mains et les avant-bras étaient le siége d'un empâtement
comme œdémateux, accompagné d'une rougeur diffuse. » Le lendemain on ajoute : « Le malade éprouvait une sensation de chaleur si
grande à la paume de la main, qu'il disait qu'il lui semblait tenir
des charbons ardents. »

Dans une autre : « Les deux mains étaient froides et un peu cya-
nosées. »

Un malade « affirme que ses mains deviennent rouges quand il
souffre beaucoup. » L'observateur ajoute : « Nous n'avons remarqué
qu'un peu de rougeur aux articulations métacarpo-phalangiennes,
et dans les premiers jours seulement. »

Ces faits ont été plusieurs fois observés ; je crois qu'ils peuvent,
sans sortir de la clinique, recevoir une explication.

Chacun sait qu'un des procédés propres à faire gonfler les veines de la main, c'est de serrer un des points du bras et d'exercer un effort musculaire dans ces parties en fermant convulsivement la main et pliant le bras; la contracture permanente est très-propre à remplacer ces deux causes et à produire l'embarras de la circulation veineuse au plus haut degré : d'où rougeur, lividité, œdème, bornés aux parties les plus violemment affectées, précisément les membres supérieurs et leurs extrémités.

Quant à la sensation de charbon ardent et au refroidissement, chacun l'a observé sur lui-même en serrant fortement un lien circulaire autour du doigt : le doigt devient livide au-dessous, et, suivant l'énergie de la contraction et l'époque de la contraction, il y a un froid intense appréciable à la main, ou une chaleur brûlante appréciable au patient.

Je ne veux point quitter ce sujet sans faire remarquer combien ces phénomènes, gêne circulatoire, œdème, crampes, sont liés étroitement, combien de membres œdématiés sont le siége de crampes. Interrogez les malades affectés d'œdème par phlébite (*phlegmatia alba dolens*), maladies de cœur, cirrhose !

Voyez ce qui se passa dans l'épidémie d'acrodynie de 1829 : les crampes, la contracture, l'œdème, la cyanose des extrémités,

Bien plus, et qu'on me pardonne une nouvelle digression qui va encore rapprocher certaines convulsions de l'enfance de l'œdème, combien de médecins n'ont-ils pas vu, chez les enfants atteints de spasmes généraux, des œdèmes dont l'explication était introuvable? Et pour citer encore la thèse de M. Hérard :

7ᵉ *observ*. Un enfant, guéri d'une rougeole venue trois semaines avant, est pris de contracture des extrémités, puis de gonflement des mains et des pieds. Deux jours après, la face est œdématiée. Cet œdème, accompagné d'un peu de rougeur à la peau, augmente sans que l'on puisse y trouver une cause appréciable : les urines ne sont pas albumineuses, les battements du cœur sont normaux. Le surlendemain, le spasme de la glotte se déclare; il meurt le 30 mars.

Les organes encéphalo-rachidiens, le cœur, étaient sains ; rien n'explique les accidents.

Ces phénomènes ne peuvent-ils s'expliquer par le spasme tonique, gênant la circulation à la manière des affections du cœur ou des obstacles à la circulation, passagers il est vrai, mais brusques et énergiques ?

Je viens de parler à l'instant d'une sensation de chaleur brûlante que quelques malades éprouvaient dans les mains, et j'ai cherché à m'en rendre compte.

Actuellement j'ai à examiner la sensibilité cutanée et la sensibilité des trajets nerveux.

Deux fois seulement je vois noter ce dernier phénomène.

II. «Dans une observation de M. Gourbeyre, on lit, après la description d'un accès de contracture des extrémités : «Dans certains moments, il y a douleur sur le trajet du nerf médian dans son tiers supérieur antibrachial... » Et plus loin, mais le même jour : « J'ai suivi avec attention les trajets nerveux dans les membres et au cou, en y exerçant une forte pression, et nul point, dans ce trajet, n'a paru douloureux. » Le lendemain «on presse violemment le nerf médian, et on y détermine de la douleur. »

Dans l'autre cas, ce phénomène ne se montre que dans un des nombreux accès du malade. «Il (le malade) sent aujourd'hui une douleur quelquefois lancinante aux deux tiers inférieurs de la jambe gauche, dans la partie médiane (?) ; dans le trajet du nerf, douleur exaspérée par la pression. »

Je ne veux pas nier le fait, mais il est exceptionnel, et je n'en tirerai pas les conséquences générales que M. Delpech a cru devoir admettre ; nous y reviendrons à propos de la nature de la maladie.

Quant à la sensibilité cutanée, elle peut être aussi, mais exceptionnellement, modifiée.

C'est ainsi que M. Hérard, après la description d'une contracture très-forte, avec douleurs véritablement atroces, mais tout se bornant aux extrémités supérieures, constate «qu'il y avait exagération de

la sensibilité de la peau des avant-bras et des mains »; MM. Tessier
et Hermel notent, dans un accès généralisé, que « la sensibilité
était un peu exaltée aux membres supérieurs. »

Ces observations sont prises avec beaucoup de soin, et méritent
foi entière.

Aussi ne rappellerai-je que pour mémoire combien il faut de pré-
caution pour s'assurer si c'est la peau qui est très-impressionnable,
quand on sait qu'un des phénomènes les plus saillants de la maladie est la *contracture* douloureuse, que la *pression* même légère
des *muscles* réveille des douleurs atroces et a pour inconvénient de
réveiller aussi les contractures.

Mais la peau a aussi été trouvée insensible.

E. « Grande agitation, physionomie exprimant la douleur et l'angoisse, doigts et main violemment douloureusement fléchis ; la
partie antérieure des avant-bras est extrêmement dure ; la sensibilité de la peau des avant-bras est presque complétement éteinte ;
aux membres inférieurs, violemment contractés, la peau y a perdu
sa sensibilité, mais moins que celle des avant-bras et des mains. »

Nous voyons ici les membres supérieurs, eux qui ont le privilége
malheureux d'être le plus violemment atteints, devenir aussi plus
insensibles à l'excitation de la peau. J'ai eu la preuve que cette insensibilité était liée à la violence de la contracture, car j'ai vu, chez
le malade dont j'ai rapporté l'histoire, page 9, cette insensibilité
se montrer faible un jour, marquée dans un autre accès, croître
et diminuer avec l'énergie de la contracture, comme si celle-ci, soit
par la compression des filets nerveux ou des canaux vasculaires,
mettait obstacle à l'accomplissement de cet acte de relation.

Il est une autre sorte de douleur, que plusieurs malades ont
éprouvée, qui mérite une grande attention : c'est la douleur articulaire.

Nous avons vu la rougeur, la tuméfaction, au niveau des articulations métacarpo-phalangiennes ou radio-carpiennes fortement

fléchies ; ce ne sont pas spécialement ces cas où les douleurs articulaires se sont montrées.

1° *B.* « Un menuisier avait eu, cinq ans auparavant, la même
maladie qui l'amène à l'hôpital ; on lui avait appliqué des ventouses
au niveau du plexus brachial. Le 17 mars 1842, il vint à l'Hôtel-
Dieu, pris depuis trois jours de contracture des doigts des deux
côtés, par accès, et douleur surtout au niveau de l'articulation
radio-carpienne ; on ne note pas de rougeur, ni d'œdème. »

2° *D.* « Un cordonnier est pris de contracture dans les extrémités
supérieures, avec douleurs vives ; la contracture porte sur les doigts
et les poignets, et varie d'intensité d'un moment à l'autre : tantôt
les doigts sont étendus, demi-fléchis, roides, tantôt complétement
fléchis et pliés dans la paume de la main ; les muscles sont durs
comme s'ils étaient de bois. Il se plaint vivement des douleurs qu'il
ressent aux poignets et aux mains. Au reste, les mains et les
avant-bras étaient revenus dans leur état normal le lendemain. »

Ces phénomènes méritent une sérieuse attention, parce qu'on
pourrait prendre la contracture et la douleur articulaire qui existe
quelquefois pour un rhumatisme avec immobilité des doigts fléchis.
En effet, on pourrait être embarrassé si les doigts étaient immobiles et fléchis, les muscles durs et tendus, leur pression douloureuse, les articulations douloureuses et gonflées, phénomènes qui
sont communs à la contracture et à quelques rhumatismes avec rétraction. Cette réunion de phénomènes ne s'est pas rencontrée dans
la contracture, mais ce pourrait être. Dans la contracture ce n'est
pas, comme il peut arriver dans le rhumatisme, une tension mécanique du muscle soit par des brides ou par d'autres causes, mais
une contracture, une *contraction,* avec palpitations fibrillaires spontanées ou provoquées par la pression, appréciable souvent à *l'au-
scultation,* contracture par *accès, passagère,* ce qui la différencie
totalement de ces rétractions musculaires qui naissent avec le rhumatisme, et persistent, dans bien des cas, longtemps après lui.

Ceci était important à noter, parce qu'en effet la contracture qui nous occupe peut se montrer chez des rhumatisans. Nous reviendrons plus longuement sur ce sujet, à propos du diagnostic.

MARCHE, DURÉE, PRONOSTIC.

Ces accès, chez certains malades, se bornent à de l'engourdissement ou des phénomènes de premier degré aux membres inférieurs, et il s'y ajoute aux supérieurs de la contracture.

Chez d'autres, il s'ajoute à cela quelques contractures abdominales ou thoraciques, ou bien de la contracture des muscles du cou.

Nous avons vu ce qui donnait lieu aux accès légers ou aux graves; c'est le degré de la douleur ou l'importance vitale des muscles atteints.

En général, les accès successifs se modifient tant sous le rapport de la douleur que sous celui de la généralisation, soit en suivant une marche croissante ou décroissante.

Je n'ai point à répéter ici que l'envahissement des membres inférieurs par la *contracture* marque un degré plus élevé de la maladie.

Ces accès ont un début prompt, une marche lente, et une décroissance progressive; leur durée est très-variable, mais dans de certaines limites.

Dans quelques cas, ils ont duré quelques heures, souvent une demi-journée, habituellement de 1 à 3 jours; quelques-uns ont duré 4, 6, 7 jours, mais ce sont des exceptions.

Chose remarquable, la violence et la généralisation des accès n'ont pas paru se lier plutôt à la brièveté qu'à la longueur des accès.

Ces accès se sont souvent terminés au milieu de grandes sueurs, après avoir présenté pendant leur durée de l'élévation du pouls et une chaleur intense; la fièvre et cette sueur en ont imposé parfois pour des accès de fièvre intermittente. J'ai déjà renvoyé et je renvoie au diagnostic.

Quant à présent, je ne fais que constater la manière dont se termine l'accès.

Nous n'avons point vu ce qu'on appelait autrefois la crise par les urines, les selles, mais quelquefois il y a des sueurs ; nous devons remarquer que ces sueurs se sont montrées après de grandes attaques qui avaient jeté les malades dans l'angoisse et l'agitation, deux causes de sueur par elles-mêmes.

Un malade de MM. Tessier et Hermel, sujet aux accès, fut traité par le galvanisme.

«Une aiguille fut placée de chaque côté du cou, à l'origine des plexus brachiaux, une autre aux muscles extenseurs des doigts des deux bras ; il reçut successivement les secousses de dix couples d'une pile à auge pendant dix minutes ; une sueur générale s'établit ; le mouvement des poignets et des doigts revint, mais il éprouvait....» Ainsi les décharges électriques paraissent avoir amené une sueur qui n'est point notée, hors cette expérience, dans l'observation du malade.

Parfois, quand la circulation et la respiration sont très-embarrassées, cette sueur, au lieu de s'accompagner d'une chaleur notable, est froide au contraire.

L'accès ne se compose pas d'une manifestation pathologique continue et égale, il forme bien un ensemble dont la durée est continue, mais chacun des phénomènes diminue, disparaît, augmente ou reparaît ; néanmoins la contracture persiste, mais elle a des moments de redoublement.

Je n'ai point trouvé de signe capable de faire prévoir la fin de l'accès, si ce n'est lorsqu'en effet il était passé, et que la contracture, les douleurs, les crampes, avaient disparu.

Une fois la contracture dissipée, les accès de douleur disparus, le malade présente une courbature générale ; ses muscles sont encore douloureux à la pression ; il éprouve quelques fourmillements, quelque roideur dans les membres, quelque gêne épigastrique, un peu de dypsnée, une céphalalgie variable d'intensité, ces derniers phénomènes paraissant être les traces de l'embarras qu'a éprouvé la circulation.

Quand l'accès a été précédé soit de malaise, soit de céphalalgie, il est commun qu'il en soit encore suivi pendant quelque temps; il en est de même de l'inappétence, de l'embarras gastro-intestinal, des phénomènes vermineux ou autres, sous la dépendance desquels paraît être la contracture, comme on verra par la suite.

De nouveaux accès ne doivent point se montrer, la santé redevient ce qu'elle était auparavant, sans laisser de trace appréciable; il arrive qu'aucune trace n'est saisissable au médecin, et que, s'il n'a point assisté à l'accès, il doute de la véracité des malades, ce qui est arrivé deux fois sur trois à Dance et une fois devant moi à M. Andral, et cela alors même que quelque accès nouveau doit se présenter.

Quelquefois le malade, sans pouvoir accuser aucun phénomène particulier, sent qu'il n'est point guéri, quoiqu'il mange, marche, dorme, comme en santé; puis un nouvel accès arrive.

Sans doute, quand un accès doit paraître de nouveau, le malade présente ordinairement quelques phénomènes variables, fourmillements, roideur, etc.; mais on ne peut être assuré que ce soient des signes précurseurs de l'accès nouveau, car ceux-ci s'étant présentés, il est arrivé que l'accès n'a point paru; néanmoins ils tiennent l'attention en éveil.

Je n'ai point répété ici ce que j'ai déjà dit ailleurs qu'après l'accès, l'accélération du pouls, qui s'était montrée parfois, tombe rapidement, que l'appétit revient habituellement (je ne parle pas des embarras gastro-intestinaux accompagnés de contracture), et quelquefois il est vorace, et ainsi des autres phénomènes.

En sorte qu'il est difficile au médecin de savoir toujours si tout est terminé, à moins qu'il ne se soit écoulé huit à quinze jours sans contracture; c'est en effet là un des meilleurs signes.

Quand de nouveaux accès doivent se produire, ils le font 2, 4 à 8 jours après le précédent, et alors ou bien ils débutent d'emblée par les phénomènes musculaires, ou sont précédés des mêmes symptômes qui ont précédé l'attaque, et qui parfois n'ont point cessé.

Une attaque de la maladie peut se composer d'un seul accès, ce qui est rare, ou de 2, 3, 4 ou 5, ce qui est plus ordinaire.

Les premiers accès sont en général moins forts que les autres; cela arrive aussi pour les derniers, quoique cependant on ait vu quelques cas où un accès très-violent a été le dernier. Sur 21 cas, j'ai compté 5 fois une durée de 1 septénaire pour l'attaque entière, depuis l'apparition des phénomènes musculaires jusqu'à leur disparition; 6 fois une durée de 2 septénaires, 3 fois de 3, 2 fois de 4 septénaires; 4 autres faits ont été exceptionnels : ainsi quelques heures, ou 20 septénaires, comme il est arrivé une fois.

Mais il paraît que les sujets qui ont eu une attaque de contracture sont disposés aux récidives à des intervalles fort longs.

12 fois les malades se sont présentés à leur première attaque; un malade a été vu 3 mois, un 4 mois, un autre 3 ans après cette attaque, qui avait été aussi la dernière.

5 fois on observa la 2ᵉ attaque;

2 fois la 3°;

5 sujets avaient eu des attaques nombreuses.

ANATOMIE PATHOLOGIQUE.

On pourrait dire de l'anatomie pathologique comme Hufeland dit de l'opium, l'un de ses trois médicaments héroïques : « C'est un glaive à double tranchant, il conduit à la vérité ou à l'erreur. »

M. Gourbeyre a publié une observation de contracture des extrémités avec autopsie.

« Les membranes cérébrales étaient injectées, la pie-mère était le siège d'assez larges ecchymoses; il y avait un ramollissement cérébral tout à fait superficiel, mais existant aussi à un faible degré dans les lobes sphénoïdaux; du côté de la moelle, mêmes lésions à peu près.

« Il y a sur la dure-mère des plaques rosées sans arborisations, ce qui existe

— 60 —

aussi sur le renflement brachial et le lombaire, le premier dur, le second ramolli. La substance grise est le siége d'ecchymoses, la queue de cheval offre une touffe rosée; une auréole rouge entoure les points où la dure-mère rachidienne donne passage aux nerfs de l'épine; les plexus sacrés sont environnés d'un tissu cellulaire rougeâtre, à coloration morbide, ces nerfs sont eux-mêmes rosés. Le tissu cellulaire qui entoure la sciatique et le nerf lui-même est parsémé d'ecchymoses; de même au nerf tibial, de même aux plexus brachiaux, aux nerfs médiaux; le nerf crural droit n'avait point de coloration morbide à l'extérieur, quelques taches jaunâtres existaient seulement à l'intérieur.»

Certes voilà un grand cortége d'altérations profondes. Examinons-les avec attention ou plutôt examinons leur rapport avec la maladie qui nous occupe.

D'abord croira-t-on que ces lésions sont la *matière* des phénomènes observés six ans auparavant?

Non asssurément ; les ecchymoses, etc., etc., ne peuvent exister depuis cette époque, les phénomènes eussent été continus, plus formidables, et il est difficile d'admettre que, s'étant montrés avant ou avec les attaques, elles aient disparu avec elles. Il n'y a point à y songer.

Mais sont-elles la cause de la dernière attaque ou existaient-elles un mois avant la mort? En un mois, les ecchymoses auraient disparu ; il est vrai qu'on pourrait invoquer les taches jaunâtres à l'intérieur du nerf crural, taches bien peu décrites d'ailleurs, et indiquées seulement là, et qui seraient considérées comme les plus anciennes ecchymoses?...

J'admettrai volontiers que la cause qui a produit les ecchymoses a modifié les contractures, en ce sens que celles-ci sont devenues plus fréquentes, et ont été accompagnées dans l'intervalle de tremblements; mais je ne saurais admettre que la même altération ait produit les précédentes régulières, comme la dernière, irrégulière.

Mais venons au point capital.

Le malade n'est point mort pendant sa contracture ni de sa contracture, il est mort d'une rougeole maligne.

Nous renvoyons instamment le lecteur à la page 67, où nous avons déjà étudié sérieusement cette observation, et nous achevons la narration interrompue des symptômes.

« Le lendemain de la dernière attaque, la fièvre est continue, une éruption morbilleuse existe sur tout le corps, les yeux sont injectés, la face est rouge, un peu tuméfiée, le malade a vomi sa tisane; il paraît assez abattu. Hier soir, il avait du délire qui a continué toute la nuit; pupilles dilatées, résolution des membres; pouls faible, petit et fréquent, râles sonores dans la poitrine. Le soir, râle des agonisants. Mort. »

Assurément le lecteur ne reconnaît ni les symptômes de la contracture, ni même la *manière* dont il se *figurait* que les malades atteints de contracture *auraient* pu mourir; c'est qu'en effet, c'est une rougeole et une rougeole maligne.

Lieutaud et bien d'autres ont vu des ecchymoses et des pétéchies sur les viscères. MM. Rilliet et Barthez, chez deux malades morts de rougeole non compliquée, ont vu le sang rouge vineux et semblant avoir imbibé et pénétré tous les tissus. Cette disposition va quelquefois si loin, que les taches de la peau elle-même deviennent lie de vin, *rubeola hemorragica, nigra*. Dans les rougeoles malignes, ne voit-on point comme ici, le coma, le tremblement, l'assoupissement, de même que la congestion et les ecchymoses des organes encéphalo-rachidiens.

Concluons donc qu'on aurait dû imiter la sage réserve de MM. Rilliet et Barthez, et ne point tenir compte, pour les lésions anatomiques et la dernière période, d'un fait aussi compliqué, et dont toutes lésions cadavériques, symptômes inusités, sont si bien expliqués par la complication maligne qui a amené la mort.

J'ai peine à croire, et je pense que le lecteur sera de mon avis, s'il prend la peine de lire cette observation en entier à la page 26 de la thèse de M. Gourbeyre, qu'il l'ait donnée sans les réflexions que je viens de faire.

On signale une observation de M. Bouillaud (*Traité clinique des maladies du cœur*, t. 1 , p. 364 , 2ᵉ édit.) ; nous y renvoyons. Cette observation est fort complexe, et cependant elle manque de détails dans des points importants. N'est-ce pas aux 2 onces d'un véritable pus homogène, crémeux, un peu verdâtre, qu'on peut rapporter les accidents de suffocation, produits qu'ils étaient , soit par l'irritation du diaphragme au voisinage de la phlegmasie et son spasme, soit par sympathie ; d'un autre côté cependant, nous voyons une contracture des extrémités envahissant les muscles de l'abdomen et les masseters. Malheureusement cette contracture n'a point été vue, n'a point été étudiée dès le début ; a-t-elle eu des rémissions, ou a-t-elle cessé complétement pendant un ou plusieurs jours? les membres, dans l'intervalle des contractures, avaient-ils leur force, leur état normal ou la paralysie complète ou incomplète y existait-elle ? Quels sont les phénomènes initiaux de la maladie? On n'en note aucun ; les renseignements sont fort vagues.

Le 11 février, le malade se trouve assez indisposé pour cesser son travail. Indisposé de quoi ? — On le guérit promptement par une saignée et des sangsues aux cuisses. De quoi le guérit-on ? — Il reprend ses travaux, et, deux jours après, ses doigts, ses bras s'engourdissent. Ont-ils jamais cessé de l'être jusqu'à la mort ? — Ses doigts se fléchissent ; on prend la maladie pour une épilepsie. — Assurément il avait autre chose que ce qu'on a signalé pour qu'on fit cette erreur.

Passons donc aux phénomènes qu'a vus M. Bouillaud. Le malade était dans un accès de contracture, ou, comme dit M. Bouillaud, de contractions générales tétaniformes ; on observe le malade quatre jours : il a de la rémission, des crampes, des douleurs et des contractures trois fois le matin à la visite. On dit bien que les membres inférieurs sont souples : une fois le malade peut les tirer hors de ses couvertures ; mais les supérieurs? Ce qui fait croire qu'en effet *tout* ne disparaissait pas et partout, c'est que le 4 on s'exprime ainsi : « Cessation de la rigidité musculaire des membres, mâchoires *peu* serrées, etc. » Mais la langue devient sèche, les étouffements plus fréquents, le pouls ne cesse d'être fébrile, le visage s'altère. Le malade est plongé par erreur, pendant trois quarts d'heure, dans un bain d'eau froide sortant de la fontaine ; des soubresauts de tendons précèdent la mort, qui arrive le lendemain matin.

Eh bien, en présence d'une insuffisance complète de détails sur l'invasion, la marche et les phénomènes de la maladie hors de l'hôpital, de cette même insuffisance pendant les seuls quatre jours de séjour dans le service avant la mort, de l'absence d'intermission réelle, de la marche réellement continue, rémittente si l'on veut, peut-on admettre que ce soit un cas (l'auteur du *Traité des maladies du cœur* est d'ailleurs loin de le dire) de *la maladie qui nous occupe* assez net pour s'appuyer sur une autopsie qui, avec du pus dans le péricarde, montre un ramollissement circonscrit de la moelle.

Je réponds hardiment que non ; et si je ne devais mettre des bornes à ce mémoire, je citerais précisément deux observations que j'ai prises cette année, et où, comme dans ce cas et comme le dernier accès du malade affecté de rougeole et chez lequel existait ces ramollissements et ces ecchymoses, les simples rémissions, la persistance de la faiblesse, etc., firent clairement reconnaître, avant la mort, qu'au lieu d'avoir affaire à la contracture qui nous occupe, on avait eu affaire à des ramollissements et à des myélites.

Il en est donc de cette autopsie comme de la précédente ; M. Delpech le sent bien quand il dit, page 133 : « Ce n'est pas une observation de spasmes musculaires simples, mais un état rhumatismal général.... Sans doute les membranes de la moelle, et la moelle elle-même, ont été frappées ; mais ces nouveaux accidents ne datent que du 5 mars » (veille de la mort) M. Delpech oublie qu'avant le bain froid qu'on accuse, la langue était devenue sèche, la figure visiblement altérée, que le pouls était monté à 108 ; et que les étouffements étaient devenus plus fréquents, surtout quand le malade buvait.

M. Delpech parle d'une autopsie de paralysie ; ce n'est point ce qui nous occupe ici.

Voilà toutes nos connaissances en anatomie pathologique ; c'est sur ces faits que quelques personnes ont édifié des théories. Certes, les matériaux sont un peu mélangés ; je les compte pour rien ; la théorie serait aussi bien assise sur elle-même que sur ces bases.

M. Delpech rapporte que chez l'enfant on connaît cinq autopsies ; elles constatent l'existence de lésions appartenant à la maladie qui avait entraîné la mort de l'enfant, et qui n'ont *aucun rapport* anatomique avec l'origine des contractures. M. Delpech y ajoutait les autopsies précédentes, et c'était ces dernières seules sur lesquelles il s'appuyait.

Mais, de ce que nous ne trouvons rien pour expliquer la maladie, il ne s'ensuit pas que je nie toute espèce d'altérations pathologiques ; je conçois que, pour la contracture, il se passe ce qu'on voit pour l'éclampsie ; la violence des attaques peut donner lieu à des altérations secondaires, comme congestions pulmonaires, encéphalo-rachidiennes, etc., ruptures vasculaires plus ou moins légères, qui elles-mêmes peuvent être le point de départ d'inflammation, de ramollissement, surtout si l'organisme y est déjà, par malheur, accidentellement ou constitutionnellement prédisposé. C'est ainsi que, dans la rougeole que j'ai citée, l'état général a parfaitement pu considérablement prédisposer aux hémorrhagies et au ramollissement ; mais ces altérations n'étaient que consécutives, et, une fois venues, elles donnent naissance à une toute autre manifestation pathologique.

ÉTIOLOGIE.

Age. Nous avons compté 16 cas de contracture des extrémités de 17 à 21 ans. Il y en avait 1 à 36 ans, 1 à 46, 2 à 48, 1 à 52 ans, 1 à 60 ; la vieillesse n'en est donc pas exempte.

Tempérament et constitution. Il est bien remarquable que chez l'adulte ce ne soit pas la mauvaise constitution, le tempérament nerveux, qui semblent prédisposer à la contracture ; en effet, de 24 cas où l'on a quelques renseignements, 11 fois on note une constitution dite *forte*, *bonne*, ou un tempérament *sanguin*; 5 fois on déclare que la santé est habituellement bonne, sans spécifier la constitution ou le tempérament; 6 fois on est complétement silencieux; 2 fois on attribue aux malades un tempérament lymphatique, mais on dit que l'un n'avait point eu de maladies graves, et que l'autre était habituellement bien portant : en sorte que la force, la pléthore, paraissent y prédisposer plus que les états inverses.

Hérédité. Les observateurs gardent habituellement le silence sur cette question : quatre fois les malades ont été interrogés, quatre fois le résultat fut négatif; une fois le père avait eu des rhumatismes, le le sujet en avait lui-même éprouvé huit mois auparavant.

Professions. Mardoch pensait que la profession de tailleur, de cordonnier, prédisposait, par le mode d'exercice des membres supérieurs, à la contracture des extrémités. Voici ce que nous apprend l'observation : sur 22 cas où les professions ont été notées, il y avait en effet 5 cordonniers et 3 tailleurs. Mais si l'on remarque que la contracture est loin de se localiser aux doigts et aux mains, que de plus les 14 autres cas appartiennent à des professions, telles que celles de corroyeur (1), chamoiseur (1), polisseur en acier (1), fondeur en caractères (1), imprimeur (1), garçon de cuisine (1), étameur sur glace (1), soldat (1), commissionnaire (1), menuisier (2), palefrenier (1), sont loin d'occuper minutieusement les doigts (le dernier avait été successivement soldat, terrassier, domestique, ouvier en caoutchouc, bijoutier.); nous arriverons à cette conclusion que ce sont plutôt les professions rudes qui prédisposent à cette affection; faisant toutefois remarquer que l'exercice des professions, dans la production des maladies générales, est bien moins cause de celles-ci que les conditions hygiéniques et diverses où se trouvent les malades exerçant ces professions, conditions qu'il est on ne peut plus difficile d'apprécier avec quelque rigueur.

Saisons. Nous l'avons dit au début de ce travail : la chose la plus remarquable dans l'étiologie de la maladie, c'est l'influence des saisons. *Les deux tiers des malades en furent saisis pendant les mois de février et de mars*, l'autre tiers se partagea également entre les mois de décembre et janvier d'un côté, et les mois d'avril et mai de l'autre (encore faut-il remarquer, et ce fut précisément alors, que la température était froide et la saison, comme on dit, très en retard). Un cas eut lieu en octobre, deux en juin, et l'un de ces deux derniers pendant l'année qui vient de s'écouler ; or on sait s'il a fait froid.

Je viens de parler des attaques qui ont eu lieu à l'hôpital et sous les yeux du médecin. L'unité représente le malade et non les attaques ; le chiffre serait plus élevé en faveur des saisons froides si je comptais par attaques. Exemples :

D. «12 mars, entrée du malade atteint depuis quelques jours ; il y a un an à la même époque un état semblable s'était produit.»

«Un malade avait été atteint plus de dix fois de la maladie ; c'est toujours en hiver que les contractures se sont déclarées.»

K. «20 mars, entrée du malade ; —l'an dernier, à la même époque, il eut pendant 2 mois la même maladie.»

O. «17 mars, entrée du malade atteint depuis 15 jours ; —un an avant, il éprouva des engourdissements dans les deux mains, puis des contractures.»

Nous ne pouvons nous empêcher de rappeler ici ce que dit M. Hérard de l'étiologie de l'asthme thymique.

«Presque tous les médecins ont signalé l'hiver comme étant la saison pendant laquelle ils avaient rencontré le plus souvent la maladie ; je ferai remarquer que c'est aussi pendant les mois de février et de mars que j'ai recueilli presque toutes mes observations ; est-ce une simple coïncidence, ou bien la saison prédispose-t-elle réellement à la maladie ? Je serais tenté de le croire, quand je réfléchis combien la maladie semble fréquente dans les pays du Nord, varie au contraire dans les contrées méridionales.»

Nous avons actuellement à examiner l'influence que peuvent avoir divers états pathologiques sur l'apparition de la contracture.

Parlons d'abord de ceux qui étaient nettement caractérisés.

J. « L., garçon tailleur, âgé de vingt et un ans, est entré le 15 avril 1843 à l'Hôtel-Dieu, où il a été observé par M. Gourbeyre. Voici, dit-il, l'état dans lequel nous trouvâmes ce malade le soir même de son admission dans nos salles ; il était dans un état de spasme général ; ses mains étaient fortement contracturées, les doigts entièrement fléchis et recouvraut le pouce, les membres inférieurs également étendus, les talons élevés et donnant aux pieds l'aspect de pied équin. Le malade avait en même temps de la peine à respirer, se plaignait d'oppression épigastrique ; tout son corps était couvert d'une sueur abondante, la face animée, le pouls accéléré. Le malade avait, du reste, toute son intelligence, et nous raconta que, depuis six ans environ, il était sujet à cette maladie, que ces attaques le prenaient quelquefois pendant un mois plusieurs fois par jour, pour ne reparaître que longtemps après, six mois, par exemple ; mais, depuis quatre semaines, elles étaient revenues bien plus fréquentes et bien plus fortes, quoique entièrement semblables à celles qu'il avait eues auparavant. Depuis vingt-quatre heures, elles redoublent... Il peut travailler dans l'intervalle des attaques, mais il éprouve dans cet intervalle des tremblements, surtout depuis un mois ; sa santé habituelle est bonne ; il sent parfaitement les approches de ses attaques ; il n'a jamais perdu connaissance. Le lendemain et le surlendemain, l'attaque reparait, la fièvre est continue ; le troisième jour, le malade a des éruptions morbilleuses sur tout le corps ; les yeux sont injectés, la face rouge, un peu tuméfiée. »

Le malade mourut et fut autopsié ; nous avons examiné cette autopsie. A présent nous constatons que le malade avait eu des attaques 6 ans avant sa rougeole ; celle-ci ne fut donc point la cause de l'invasion de la maladie.

Eût-elle quelque influence sur sa réapparition ?

D'un côté, 4 semaines avant l'éruption, nous voyons des modifications profondes avant l'attaque et ses suites ; le malade déclare qu'elles étaient revenues bien plus fréquentes et bien plus fortes... ; elles redoublent 2 jours avant l'éruption ; depuis ce temps, 4 semaines, il éprouve des tremblements dans l'intervalle ; il n'a jamais perdu connaissance ; il avait toute son intelligence.

Les auteurs varient singulièrement sur la durée de la période d'incubation de la rougeole, Van den Borch lui assigne 14 jours, Gregory de 8 à 21, MM. Rilliet et Barthez de 5 à 25, 30 et même 58 jours. Si nous ajoutons que la période d'invasion est de 3 ou 4 jours, nous serons fondé à admettre que ces quatre semaines, dont parlent le malade, peuvent très-bien être rapportées à l'affection morbilleuse ; celle-ci a donc pu prendre part aux changements qui retiraient à la contracture sa physionomie habituelle ; quant à savoir si la rougeole non-seulement a modifiée l'attaque, mais l'a fait renaître, cela parait probable, quoique cette cause occasionnelle n'ait point été nécessaire.

Une autre fièvre grave, la fièvre typhoïde, a joué dans un autre cas un rôle. Lorsque M. Hérard vit le jeune malade, il pensa avoir affaire à une contracture des extrémités dont le malade avait un accès.

« Le lendemain on commença à penser qu'il y avait quelque chose de typhoïde ; en effet des épistaxis, du gargouillement dans la fosse iliaque droite, des douleurs de ventre, des râles sonores dans la poitrine, de la fièvre, de la stupeur, du délire, quelques taches, catérisèrent bientôt la maladie ; les contractures, revenant par accès, disparurent quelques jours avant que la fièvre typhoïde eût atteint sa période d'état, et ne se remontrèrent plus. »

Ce jeune malade n'avait point eu précédemment de contracture ; l'invasion et le développement de la fièvre typhoïde paraissent avoir été les causes efficientes de la contracture.

Ce n'est point seulement au début des fièvres graves que la contracture se peut montrer ; M. Delpech en cite un exemple au 29e jour d'une fièvre typhoïde, il voit un accès douloureux pendant lequel « les mains étaient ramenées au-devant du corps et dans un état moyen entre la flexion et la pronation, la main droite fermée, la gauche exactement disposée comme pour écrire, etc., pendant lequel il n'y eut ni altération appréciable des sens, ni chaleur, ni fièvre plus vives. Cet accès fut le seul qui se produisit pendant tout le cours de la maladie. » (Thèse citée, p. 89.)

Il est arrivé qu'un individu ayant présenté quelque chose d'analogue pendant une fièvre *éphémère*, un autre accès mieux caractérisé se reproduisit un mois après. Tel est l'exemple rapporté par mon collègue et ami M. Géry.

U. Au n° 23 de la salle Laennec, est couché le nommé Anomé (Joseph), âgé de seize ans, fumiste. Entré le 8 avril, ce jeune homme raconte qu'il n'a jamais été sérieusement malade. Il y a un mois, il était venu dans nos salles pour une fièvre éphémère; il prétend avoir déjà eu à cette époque, pendant quelques heures seulement, un peu de roideur dans les doigts et dans les poignets; mais à nous n'avons nous-même rien constaté chez lui qui ressemblât à de la contracture.

C'est le mercredi 7 avril que l'affection a débuté; le mardi, il a travaillé comme d'habitude sans rien ressentir d'anormal. Dans la matinée du mercredi, il est pris d'une céphalalgie intense; il ne peut se tenir debout, en même temps il éprouve des fourmillements dans les bras et dans les mains; il ne sent pas distinctement les objets qu'il touche, et il est forcé de quitter son ouvrage. Il n'a alors que quelques fourmillements dans les jambes et les pieds. L'anorexie est complète. La respiration se fait facilement. La nuit se passe sans sommeil; les fourmillements continuent, surtout dans les bras et aux mains.

Le lendemain, quand il veut se lever, les mouvements d'extension et de flexion de la jambe et des bras étant douloureux, il se fait porter à l'hôpital, et nous constatons l'état suivant :

Le 9. Le décubitus est dorsal. Le malade accuse un peu de céphalalgie et un sentiment de gêne dans la respiration, qui pourtant n'est pas fréquente. Il n'existe point de toux ni aucun bruit morbide dans le thorax. Les mouvements de déglutition sont un peu douloureux, sans qu'aucune rougeur de l'isthme du gosier l'explique. Le pouls donne 100 pulsations faibles, la chaleur à la peau n'est pas élevée; la langue est recouverte d'un léger enduit blanchâtre, il y a de l'anorexie, les selles sont régulières. Les deux mains présentent les phénomènes suivants, avec plus d'intensité pourtant à droite qu'à gauche; le pouce est déjeté en dedans, et vient se placer sous l'indicateur et le médius. Les autres doigts sont écartés les uns des autres et fléchis vers la paume de la main, qu'ils ne touchent cependant pas. Il faut déployer une certaine force pour relever les doigts; l'extension est douloureuse, surtout à la main droite. On ne peut parvenir à relever entièrement le pouce, et le malade souffre beaucoup pendant les efforts qu'on tente à cet effet ; les doigts, abandonnés, reviennent assez brusquement à leur position vicieuse ; le malade accuse, en outre, une douleur vive au bras dans le biceps, à l'avant-bras, le long des fléchisseurs. Cette douleur est augmentée par la pression et par le palper. Les deux avant-bras sont fléchis sur le bras, et la main l'est sur l'avant-bras. Le biceps est dur et saillant sous la peau ; les fléchisseurs sont également durs et tendus comme des cordes. La même disposition existe pour les muscles du mollet, qui sont en outre le siége de fourmillements ; l'extension du pied sur la jambe est douloureuse, les orteils sont roides, droits ; ils exécutent péniblement et non sans douleurs des mouvements d'extension et de flexion.

Le malade ne peut non plus remuer le cou sans ressentir une légère souffrance ; cependant les sterno-mastoïdiens sont médiocrement tendus. Nulle contracture vers les masséters. Le ventre est souple.

M. Grisolle fait respirer le chloroforme au malade, en ayant soin de pousser jusqu'à la résolution complète. Le sommeil se déclare après quelques inspirations et persiste pendant quelques minutes. Le premier effet qu'on constate est une augmentation très-notable de la contracture ; mais au bout d'un quart d'heure, et alors que le malade est pleinement réveillé, la détente musculaire arrive graduellement, et bientôt toute contracture cesse ; les muscles du bras, ceux de l'avant-bras, ceux des jambes reprennent leur souplesse, et les doigts peuvent exécuter aussitôt leurs mouvements habituels.

Le soir, la contracture ayant reparu, mais moins forte pourtant que le matin, on fait respirer de nouveau le chloroforme, et la même série de phénomènes se reproduit.

Le 10, à la visite du matin, la contracture, très-diminuée, persiste cependant encore un peu ; elle a presque entièrement disparu aux extrémités inférieures, mais les doigts sont encore roides et un peu fléchis. Les muscles de l'avant-bras et du bras sont légèrement tendus. M. Grisolle procède aussitôt à la chloroformisation, suivie comme précédemment d'une augmentation de la contracture, mais à laquelle succède bientôt une détente complète.

Le soir, le malade est bien ; les doigts ne sont qu'un peu engourdis et très-peu contracturés ; les mouvements s'exécutent assez facilement : on laisse le malade tranquille.

Le 11 au matin, le même état persiste ; on fait respirer le chloroforme pour la dernière fois : la contracture n'augmente pas comme les jours précédents, et vingt minutes après, les membres ont repris leur souplesse ; ils sont seulement le siége d'un léger sentiment d'engourdissement.

Le soir, le malade est très-bien ; les mouvements des doigts s'exécutent facilement ; nulle roideur, point de tension des muscles , rien aux jambes ; le malade s'est levé et s'est habillé lui-même.

Le 12, état de santé parfaite, qui ne s'est pas démenti pendant les quelques jours que ce jeune homme est encore resté à l'hôpital.

L'expérience et la sévérité d'examen que met M. Grisolle en toute chose me sont garants qu'il y avait bien une fièvre éphémère au premier séjour du malade.

Quelle était cette fièvre éphémère, quels phénomènes y ont prédominé ? voilà une question importante comme on va voir.

Je me demande, en effet, si c'était une fièvre éphémère ordinaire ou bien un ensemble de symptômes au nombre desquels se trouve la contracture, et qui mériterait peut-être un nom plus général que le mot unique *contracture des extrémités*.

Ce qui me porterait à croire qu'il y a eu dans cette fièvre, qualifiée d'éphémère, quelque chose de spécial, c'est que le malade, revenant un mois après, présente encore des phénomènes qu'on pourrait qualifier encore de fièvre éphémère ; *céphalalgie*, *titubation*, *anorexie*, *insomnie au début*, à quoi j'ajoute : sentiment de gêne de la respiration, enduit blanc de la langue, chaleur à la peau et 100 pulsations ; mais ces deux derniers phénomènes notés seulement le premier jour de l'examen et *pendant l'accès*.

Malheureusement comme, à part la contracture, aucun des symptômes précités n'est plus suivi ou du moins noté à partir du premier jour, rien n'est certain.

Je me permets pourtant cette réflexion :

Je vois des symptômes fréquents de la fièvre éphémère, langue blanche, anorexie, céphalalgie, titubation, auxquels se joint une contracture remarquable, et la maladie caractérisée de *contracture des extrémités*. Mais, soit que le médecin ne l'eût point vue, ou que le malade n'en eût point parlé, n'aurait-on pas pu mettre pour diagnostic *fièvre éphémère*, sans sortir du possible et du raisonnable.

Ce n'est point une querelle de diagnostic que je fais ici; loin de là, car je me demande s'il n'y a pas un lien entre cette... fièvre éphémère et cette... contracture; si les symptômes de celle-là n'accompagnent point la contracture, sans que la maladie cesse d'être la contracture, l'ensemble faisant une maladie et non deux maladies. En effet, voici une observation que j'ai recueillie avant d'avoir lu attentivement et médité l'observation de M. Géry.

X. Le 6 juin, Louis Lesueur, âgé de dix-sept ans, palefrenier, né à Chemilly (Orne), demeurant rue Basse-du-Rempart, 24, entré au n° 61 de la salle Beaujon.

C'est un jeune homme grand, moyennement musclé; il ne connaît personne dans sa famille qui ait eu soit des convulsions, soit des rhumatismes.

Il a toujours été bien portant, jamais il n'a eu ni fièvres d'accès, ni troubles du système nerveux.

Il est à Paris depuis le mois d'octobre; il a toujours supporté facilement de rudes travaux, a toujours eu une nourriture suffisante et saine; n'a, dit-il, commis que très-rarement des excès soit de boisson, soit de femmes, et n'a subi aucune fatigue ces derniers jours; il ne s'est point refroidi.

Le 4 du mois de juin, après avoir travaillé et mangé comme d'ordinaire le matin (le sommeil avait été excellent la veille), il se coucha, et dormit d'abord environ une heure. S'étant réveillé, il avait de la céphalalgie et quelques nausées; il eut peu de sommeil, et se trouvant encore mal à l'aise le lendemain, et d'ailleurs n'ayant point un travail pressé, il resta chez lui et couché; il n'avait, dit-il, ni chaleur ni soif, il n'eut ni frisson ni sueur; il ne mangea point; aucun autre trouble ne se montra du côté des fonctions digestives, les nausées n'existaient plus; le malade eut une selle au matin.

La céphalalgie persista, mais sans bourdonnements d'oreille, ni éblouissements, ni épistaxis; aucune sensation particulière ne se montra ni au système nerveux, ni aux organes des sens, ni aux organes locomoteurs.

Respirant bien, il éprouva cependant quelque gêne à l'épigastre; il ne toussa point, il n'eut pas de battements de cœur.

Il passa une nuit sans sommeil, mais, dit-il, sans agitation, et sans que l'intelligence ait été jamais troublée.

Le 6, il se fit porter à l'hôpital; il n'avait point été considéré comme un grand malade, en conséquence il resta sans soins actifs pendant quatre ou cinq heures.

Tout à coup, vers trois heures de l'après-midi, il se tordit sur son lit, poussant des gémissements; les doigts des deux côtés se fléchissent dans les articulations métacarpo-phalangiennes, le pouce se contractura dans l'adduction, ce qui donnait à la main la forme d'un cône; l'un des poignets était maintenu dans la rectitude, l'autre fléchi; les avant-bras étaient demi-fléchis sur les bras, les épaules libres; il se plaignait d'éprouver des crampes intolérables, et une céphalalgie plus violente. On m'appela.

Je trouvai les membres supérieurs dans l'état que je viens de décrire; les mains étaient un peu tuméfiées, très-légèrement violacées; les principaux nerfs du membre, pressés et explorés, ne présentèrent rien de remarquable, et n'étaient le siége d'aucune sensation spontanée; la peau était partout le corps sensible au toucher et à la douleur; les muscles des membres supérieurs étaient durs, saillants, agités de frémissements fibrillaires qu'on voyait, et que le sthétoscope révélait en faisant entendre un bruit rotatoire; les muscles de l'épaule étaient libres, il n'y avait rien ni à ceux du tronc, ni à ceux du ventre; il y avait de la roideur aux orteils, un peu à l'articulation tibio-tarsienne; les muscles de la jambe ne me présentaient rien, mais le malade y éprouvait de légères douleurs. La langue était libre, la déglutition facile et sans hoquet; il n'y avait rien ni aux muscles sus-hyoïdiens, ni aux masséters, ni à ceux du cou; les mouvements des côtes et du rectum paraissaient normaux pendant la respiration; mais celle-ci était inégale, souvent ralentie, souvent accélérée. Le cœur battait énergiquement; la face était rouge, la peau chaude et moite, le pouls à 92; les sens étaient normaux, l'intelligence très-nette; mais il y avait de la céphalalgie. La rate avait au plus 4 travers de doigts dans tous les sens, le rachis partout indolent. Une demi-heure après l'invasion de l'accès, contre lequel je ne fis diriger que des frictions sèches sur les membres, je revins voir le malade.

La face était reposée, la peau n'était que fort médiocrement chaude et à peine moite; le malade n'éprouvait plus rien que sa céphalalgie, de la roideur dans les mains, auxquelles cependant on communiquait assez facilement et sans douleurs des mouvements; tandis qu'avant les muscles ne cédaient que difficilement et douloureusement à mes efforts, pour reprendre presque aussitôt leur position première. Je prescrivis une bouteille d'eau de Sedlitz.

Le 7. Le malade a eu deux selles abondantes; il a dormi tranquillement; il n'a eu ni crampes, ni roideur, ni fourmillements dans les membres, mais il est fatigué; la céphalalgie est moindre, les pupilles sont moyennes et également contractiles; il n'y a point de bourdonnements d'oreille; le rachis est indolent, la peau n'est point chaude; le pouls bat 64. Langue moins blanche, peu d'appétit et peu de soif; ventre souple, indolent, sans tâche; la face est un peu jaune; les sclérotiques ont aussi un peu cette teinte. — Bain, lavement, diète.

Le 8. La céphalalgie est moindre, l'appétit déjà vif; nul trouble notable d'aucun appareil. — 1 portion.

Le 9. Céphalalgie moindre encore. — 2 portions.

Le 11. A peine de céphalalgie; 60 pulsations; appétit impérieux. — 3 portions.

Le 12. 60 pulsations; langue nette, pas de soif, ni boutons herpétiques, ni sueurs, ni diarrhée, ni diurèse critique jusqu'à présent. Le malade demande instamment 4 portions, et veut travailler demain. La rate, le cœur, les poumons, n'ont absolument rien d'anormal.

Le malade sort le 13, promettant de revenir s'il éprouvait quelque chose de nouveau.

Voici, dans cette observation, les mêmes principaux troubles qui se sont montrés dans celle de M. Grisolle, la céphalalgie, les troubles digestifs, la gêne respiratoire, le malaise précédant la contracture, et persistant encore un instant après elle, comme pour montrer qu'ils sont les éléments de la maladie.

L'observation que j'ai citée tout au long (p. 9), et non en abrégé, comme celle-ci, doit être rapprochée de ces deux précédentes.

« Joseph Brun, depuis une huitaine de jours, avait moins d'appétit, sa bouche était pâteuse; il avait un léger malaise. Le 27 février, il eut, après avoir soupé, un peu de frisson pendant un quart d'heure... La nuit, il dormit d'un sommeil interrompu et agité; le lendemain 28, il voulut se lever, mais il ne se sentait pas à son affaire; il était abattu, sans énergie; il était courbatu; il resta chez lui, au lit, mais sans dormir... Puis un accès de contracture caractérisé se montra... Le lendemain, il était dans un tel état, que M. Andral se refusait à croire qu'il eût été réellement malade; mais, lui trouvant la bouche pâteuse, la langue blanche, il ordonna 3 verres d'eau de Sedlitz... » (Voir p. 9 pour plus de détails.)

F. « Quelques jours avant son entrée à l'hôpital, le malade se plaignait de courbature légère avec inappétence; douleurs vagues dans les membres... Il n'y a point de céphalalgie. »

H. « Le malade fut pris, dans la journée du 30 octobre, d'une céphalalgie intense, accompagnée de 8 à 10 vomissements peu copieux de bile, puis d'insomnie, et le 30 octobre, le malade est pris à son lever de contractures. »

1. « Bouche mauvaise, anorexie, douleurs épigastriques, nausées, vomissements, etc... Troisième jour, contractures. »

Pas plus qu'on ne reconnaîtrait la pneumonie à un frisson, on ne reconnaîtrait la maladie qui nous occupe à ces états : néanmoins on ne saurait méconnaître leur enchaînement, puisque 9 fois sur 24 ils ont marché conjointement. Quant à la céphalalgie, elle n'a été intense que dans les cas où les troubles que je viens de rappeler étaient intenses aussi ; mais la céphalalgie n'a point accompagné nécessairement ces troubles intenses. Hors ces cas, 5 fois on note de la céphalalgie, mais alors soit fugace et au début seulement, soit légère, jamais elle ne persiste au delà de quelques jours, et l'observation (*Y*) est un exemple de sa plus grande persistance, c'est-à-dire qu'elle n'est point un symptôme grave.

La fièvre n'étant point un des éléments de la maladie, lorsque celle-ci est accompagnée de céphalalgie, de courbature et de troubles gastriques, on ne saurait donner à la contracture le nom de *fièvre.*

Si ce cas avait été, on n'aurait point manqué de faire les rapprochements suivants :

La contracture saisit de préférence les gens forts, robustes, adultes, comme les fièvres ont aussi une sorte de préférence pour eux (c'est ainsi même que M. Andral est tenté d'expliquer l'augmentation des globules dans les fièvres). La contracture, comme les fièvres, subit les influences saisonnières, et peut régner épidémiquement (Belgique), etc, etc.

Mais, y eut-il même fièvre, que n'aurait-on pas à objecter à ces rapprochements ! ! !

Chez un homme observé par MM. Meurisset et Bourdon, les vers paraissent avoir eu quelque influence sur le développement de la contracture, celle-ci ayant disparu avec l'expulsion des helminthes.

DIAGNOSTIC.

Notre meilleur chapitre du diagnostic est celui des symptômes, parce que chacun de ceux-ci présente et dans sa manière d'être, et dans sa marche un caractère particulier.

Ici, je ne ferai que rappeler certaines maladies à symptômes communs avec la contracture, montrer en quoi ces symptômes communs ne sont point *identiques*, et quels sont les *différentiels*.

Mais ce travail était nécessaire parce que l'erreur est facile, précisément quand on n'a pas à l'esprit les écueils qu'on éviterait facilement si on y songeait.

La maladie qui m'occupe peut induire en erreur de plusieurs façons différentes.

On conçoit que lorsque la maladie a marché un certain temps, que ces accès, disparaissant, ont laissé une santé parfaite dans leur intervalle, qu'il n'y a pas eu remission, mais cessation complète de tous phénomène morbide, que surtout le médecin a été témoin de ces différentes phases, il n'a plus guère à confondre la contracture avec aucune maladie à symptômes continus, si ce n'est :

A. Avec les maladies intermittentes ou périodiques dont les intervalles laissent en apparence une santé parfaite, et cachent les symptômes aux investigations du médecin : tels sont, dans certains cas, les fièvres à quinquina, l'épilepsie, etc.

B. Avec des maladies qui sont susceptibles de renaître un certain nombre de fois, alors qu'elles ont réellement cessé dans l'intervalle, telle peut être la congestion cérébrale, et la rachidienne.

C. D'un autre côté, avec quelque maladie à symptômes continus et débutant, si le médecin assiste au premier accès de contracture.

Dans ce dernier cas, si les maladies faciles à confondre étaient de celles qu'on peut laisser marcher impunément pendant quelques jours, l'expectation fournirait bientôt le diagnostic. Mais précisément les maladies qui ressemblent le plus à la contracture *sont des plus graves*, il faut, quelle que soit la difficulté, que le médecin prenne son parti, prononce et agisse.

Je crois que c'est ainsi qu'on doit envisager le diagnostic, et non point se borner à une stérile énumération de symptômes.

4. Les maladies à symptômes intermittents, qu'on pourrait confondre avec ceux de la contracture, sont : la fièvre intermittente (le tétanos intermittent (?), l'asthme thymique, l'épilepsie, les tumeurs du cerveau.

I. *Fièvre intermittente.* Dance appelait l'affection qui m'occupe, le tétanos intermittent, et le regardait comme une fièvre intermittente.

J'ai pris les observations de Dance, elles sont identiques aux miennes; de celles que j'ai rapportées, il y en a de si peu intermittentes, que je n'ai point à m'en occuper : examinons les autres.

Je commence par une observation de Dance, celle du polisseur.

« Ce malade avait des accès depuis deux ans; on ne note pas qu'ils ne furent point alors intermittents. Le 19, il y a un accès; le 21, autre accès; le 22, contination de l'accès; le 23, déclin commençant de l'accès. Trois ans après celui-ci, le malade n'avait rien éprouvé.»

Qui reconnaîtra la fièvre intermittente? où est la fièvre? où est l'intermittence? où est la cachexie? La fièvre... elle manque; il n'y a point de stade de froid, point de chaleur sèche; l'accélération du pouls, les sueurs abondantes ne font que marquer l'influence des spasmes généraux qui durent deux jours; toutes les convulsions ne font-elles pas pareille chose dans bien des cas? L'intermittence.... on ne la voit pas, elle n'existe pas pendant deux ans; un accès arrive, dure quelques *heures*; un accès vient le surlendemain, il dure quelques *jours*, est-ce de l'intermittence? La cachexie.... c'est un sujet très-développé pour son âge, habituellement bien portant; est-ce un accès pernicieux isolé? quel accès qu'un accès de trois jours! Voici ce que dit Laütter d'un accès pernicieux : *En général, le froid est très-intense, la chaleur est ardente ; la peau aride et sèche, la sueur est souvent partielle, visqueuse, froide ;* et d'ailleurs, chez ce malade, où est la cause de la fièvre, le marais, la pâte, les accès précédents non encore pernicieux, la cachexie? Sans doute il n'est pas besoin de tout cela, mais de quelque chose de cela, pour caractériser la maladie.

L'observation que Dance donne ensuite, a trait à un chamoiseur : « Cet homme, habituellement bien portant, avait eu de la roideur et de l'engourdissement dans les membres les quinze jours précédents, mais par moment ; le 2 février, il a des roideurs plus violentes, il a chaud, il sue; le 5, même accès de contracture, il éprouve à la fois une sueur abondante. Plusieurs mois se passèrent ; le malade travaillait, il n'avait rien éprouvé. »

Je répète encore toute mes questions pour la suivante du même auteur :

« Un imprimeur, sanguin, bien constitué, avait éprouvé, à deux reprises différentes depuis cinq mois, de l'engourdissement et de la contracture des membres à la suite d'un gros rhume; cela redoubla. Le 4 mars, commença un accès, vers sept heures du matin par un fourmillement et une sorte d'horripilation générale, fièvre, chaleur, rigidité, sueur abondante à onze heures (rapport du malade), et maintenant Dance observe : le 5, même accès; le 6, accès à la même heure, engourdissement, *horripilations passagères*, roideur, accélération du pouls, gémissements, cris étouffés, secousses, tiraillements, etc. etc., sueur, tout est terminé à onze heures. Le 7, on s'attendait à un nouvel accès, et on l'attendit en vain pendant trois semaines et sans traitement. » Je supplie le lecteur de lire l'observation de Dance tout entière; après cette lecture, il sera étonné de voir Dance s'écrier :

« Ainsi, plus de doutes, cette maladie appartient à la classe des fièvres intermittentes. »

Il n'y a de nouveau ici que trois accès, le matin au réveil ; est-ce que cela suffit? Les horripilations, Dance les voit une fois, cela suffit encore ; et la chaleur, et la sueur. Tant qu'il n'observe pas ou ne décrit pas en détail, il met la chaleur avant la contracture ; mais une fois qu'il décrit, alors « la chaleur et la sueur ne viennent qu'au milieu de contractures extrêmement douloureuses et si propres à les faire naître, comme on voit tous les jours. »

Où sont donc ce frisson si intense et cette sueur si partielle, si froide, qui caractérisent l'accès pernicieux ? Or tout le mémoire de Dance est construit sur ces trois faits plus un, chez une femme (auquel je renvoie) ; comme il est un des moins caractérisés, il est placé le premier. Il a laissé, et il laisse encore notre esprit, dit l'auteur, dans la plus grande incertitude, tant pour déterminer le caractère de la maladie que pour lui assigner une place à côté d'autres maladies connues.

Les observations de Dance ne peuvent donc point faire admettre que ce soit une fièvre intermittente. Lui-même d'ailleurs, avec une ambiguïté singulière, mais aussi avec un esprit judicieux près du scrupule, ajoute : « Mais nous ne lui donnerons pas le nom de pernicieuse ; car, malgré l'appareil de symptômes formidables dont elle s'est entourée, elle a cessé (dans la dernière observation) après ce troisième accès qu'on dit si formidable. » Et plus loin : « Elle a des affinités avec le tétanos, les fièvres intermittentes, mais elle ne présentait pas l'ensemble des symptômes propres à ces affections. »

Nous avons analysé avec soin les autres observations qui font la base de ce mémoire ; nous déclarons que les faits sont tous beaucoup moins concluants que les précédents ; dès lors nous sommes d'avis :

Que la contracture diffère de la fièvre intermittente pernicieuse, en ce que,

1° Loin d'être pernicieuse, elle est presque constamment innocente quand elle n'est point compliquée, quel que soit le nombre des accès ;

2° Qu'elle n'est point intermittente régulière, ni rémittente, ni continue ;

3° Qu'elle n'est point causée par le palus (une fois sur 24 cas il y eut des accès intermittents précédents, mais la contracture ne se présente que longtemps après, sans intermittence, sans perniciosité).

5° Qu'elle n'est point accompagnée de cachexie;

6° Qu'elle n'a pas besoin de quinquina pour guérir.

(Les deux seules observations où on ait examiné la rate durant l'accès m'appartiennent; la rate était petite).

On différenciera un premier accès de contracture de celui d'une fièvre intermittente pernicieuse par les caractères suivants :

7° L'accès de contracture ne débute pas par le frisson intense et prolongé, et ne se termine pas par la sueur partielle ou froide de l'accès pernicieux; il n'a pas de frisson initial; l'accélération du pouls, les sueurs abondantes, dépendent de la douleur, de l'agitation, de l'angoisse, de la gêne de la circulation et de la respiration.

(Nous pourrions ajouter encore que la fièvre intermittente tétanique des auteurs présente du délire, ce qui ajoute encore à la difficulté d'une confusion).

8° La forme particulière et la marche des phénomènes de contracture n'ont jamais été indiquées telles dans la fièvre intermittente tétanique qu'elles sont dans la contracture.

On voit que nous n'éludons pas les questions, sans cela nous aurions pu, avec les auteurs du *Compendium de médecine* et d'autres, réfuter les cas de fièvre intermittente tétanique, disant avec eux : « Les ouvrages modernes ne renferment aucune observation authentique de cette forme de fièvre pernicieuse. »

Je concevrais néanmoins des difficultés dans le diagnostic, si un malade, ayant eu les fièvres ou vivant dans un pays de fièvres, était pris d'un premier accès de contracture, surtout si cet accès n'était point un accès type : la prudence indiquerait au médecin sa conduite; le quinquina serait un moyen précieux de diagnostic, ce qui mettrait la responsabilité du médecin à l'abri.

Par ce chapitre un peu long j'ai, par anticipation, prouvé que la contracture n'était point de la nature des fièvres intermittentes paludéennes.

Dance, admettant que c'est une fièvre intermittente, mais qu'elle n'est pas pernicieuse, se tire d'embarras en l'appelant *tétanos intermittent*, car en effet elle a plus d'un point de contact avec le tétanos ; c'est le diagnostic différentiel de ces deux maladies que nous allons examiner.

II. *Tétanos.* Ce n'est point le tétanos *traumatique;* est-ce le spontané? Je ne puis m'empêcher de le dire, *il n'existe pas d'histoire du tétanos spontané.* J'ai parcouru les auteurs, je les ai vus *tous* copiant dans les livres de chirurgie, *textuellement,* les symptômes du tétanos traumatique, changeant la cause, et construisant ainsi le tétanos spontané.

J'ai réuni un assez grand nombre de faits soit de tétanos spontané, soit de tétanos traumatique, j'espère un jour publier cette étude, mais enfin elle n'est pas finie et ne peut me donner de points certains de comparaison; je m'en rapporterai donc aux auteurs, quelque défectueux qu'ils soient.

Le tétanos, suivant Sprengel, respecte les doigts et a son siége spécial sur les muscles vertébraux en particulier.

« L'ordre d'apparition et de propagation, disent les auteurs des *Compendium de chirurgie* et de *médecine,* est à peu près invariable ; la mâchoire (trismus) et le cou (renversement du cou en arrière), puis le tronc, puis les membres ;... les muscles qui se rendent aux doigts se prennent tardivement... Dans l'intervalle des accès, sans qu'il y ait cessation complète des accidents, on observe toutefois qu'ils ont beaucoup moins d'intensité; les malades qui ont le bonheur de se rétablir sont dans un état de faiblesse extrême, d'où ils ne sortent que lentement.»

Renversez *exactement* cet ordre et ces phénomènes, vous aurez les cas de contracture qui se rapprochent *le plus* du tétanos.

Le spasme tonique prend les doigts de préférence et d'abord, les membres de préférence au reste et d'abord; le tronc n'est jamais affecté d'emprosthotonos, de pleurosthotonos, ni d'opisthotonos; une seule fois il était droit, mais précisément le cou était complétement libre; au cou, les muscles de la région antérieure et latérale sont plutôt affectés que ceux de la région postérieure, et jamais la tête n'est portée en arrière; le trismus n'existe point au début, et est plus rare que le spasme des abaisseurs de la mâchoire, des muscles sus-hyoïdiens; les accès sont séparés par une intermittence complète; le rétablissement s'opère vite et sans avoir altéré la santé.

Il est donc impossible de prendre un premier accès de contracture pour une attaque de tétanos; il serait plus difficile encore de commettre cette erreur au second accès, puisqu'on aurait de plus le caractère tiré de l'intermission. Et d'ailleurs le tétanos ordinaire n'attaque qu'une seule fois; cependant d'autres que Dance ont parlé de tétanos intermittent et bien avant lui : tel Stork, qui le rapprochait, ainsi que Trnka, des fièvres intermittentes pernicieuses; M. Rochoux et les auteurs du *Compendium de médecine* disent aussi que ce sont des exemples de fièvre *pernicieuse*; Dance leur a répondu par avance; ils en diffèrent précisément parce qu'ils n'ont rien de *pernicieux*, et j'ai montré qu'ils n'avaient pas plus le caractère intermittent que toutes les maladies à accès.

C'est dans Trnka qu'il faut aller chercher ces faits; eh bien, je le parcours et je n'y vois que des tétanos partiels. Il cite un *emprosthotonos* intermittent de Fernel, un *pleurosthotonos* de Haen, il cite même Hippocrate; mais, dit-il, *obscure docuit*; il cite Belfinger, mais c'était un tétanos *cum omnium sensuum motusque abolitione*. On voit qu'il ne s'agit point de notre contracture.

Cependant il rapporte, d'après Weisseman, une observation remarquable ayant trait à un tailleur, âgé de trente-deux ans, qui présentait réellement des symptômes très-analogues à ceux que nous avons décrits; mais, comme eux, ils n'avaient rien d'intermittent; il avait eu pendant six mois des accès de fièvre intermittente *quo tamen solo beneficio naturæ sensius evacuerant, annos aliquot sanus vixit; postea..* : suit la description de ces symptômes.

Ce serait un fait de plus pour nous, mais un fait de contracture, différent aux mêmes titres que ceux de Dance de la fièvre intermittente pernicieuse.

Nous concluons et nous disons : Le tétanos traumatique ou spontané, tel qu'il est décrit dans les auteurs, qu'il soit ou non par accès, diffère complétement de la contracture que j'ai décrite, par les raisons précitées, par son peu de gravité, comparé aux accès pernicieux et au tétanos traumatique.

L'examen des antécédents, la nature, la forme et la marche des symptômes, éclaireront toujours le praticien.

III. *Asthme thymique.* Cet asthme commence souvent par la contracture des extrémités ; il est fort difficile, au début, de savoir à quoi s'en tenir, et cependant le premier *tue,* l'autre laisse vivre. Fort heureusement l'adulte est exempt de cette affection ; entrer dans des détails à ce sujet pourrait vivement intéresser, mais je ne puis me permettre une nouvelle digression dans les maladies de l'enfance.

IV. *Épilepsie.* Parlant de quelques cas de tétanos intermittent, « ad « epilepsiam quadran, Belfinger aït, » dit Trnka : C'est une confusion qui est impossible avec la contracture.

Les commémoratifs doivent occuper la première place.

La contracture est moins douloureuse, plus permanente ; la marche des phénomènes, les phénomènes eux-mêmes, sont tout différents.

M. Gourbeyre a emprunté à M. Puisaye un prétendu cas de contracture avec convulsions, perte de connaissance, écume à la bouche, etc. C'est une observation d'épilepsie.

V. Il est certain, dans des cas fort rares il est vrai, que des *tubercules du cerveau* présentent, avant tout autre phénomène, des accidents convulsifs par accès ; mais la contracture est encore une rareté dans cette marche rare, elle est très-fugace, ou bien affecte tout le corps, ou tout au contraire est très-circonscrite ; elles n'ont pas le caractère des contractures douloureuses qui nous occupent ; on n'a signalé sur ces muscles ni douleur à la pression, ni frémissement fibrillaire. Un autre caractère, c'est qu'en général elle ne se montre qu'à des intervalles très-éloignés ; un autre, c'est la présence de tubercules ailleurs qu'au cerveau. Mais, pour une de ces exceptions, qui, à bien y regarder, n'embarrasse pas ; combien les tumeurs du cerveau marchent autrement que la contracture, altèrent l'intelligence, les sens, etc. etc. etc.! Les tumeurs cancéreuses et autres donnent lieu aux mêmes réflexions.

B. Nous n'avons guère, dans la catégorie suivante, que la congestion cérébrale et rachidienne à examiner.

1° La *congestion cérébrale*, fugace comme la maladie qui nous occupe, peut produire de la contracture ; mais la perte de connaissance, la respiration stertoreuse, ne se montrent jamais dans la *contracture.* Il est vrai que précisément ces phénomènes peuvent manquer dans les congestions légères, mais les vertiges, les troubles des sens, un certain degré de lourdeur de l'intelligence et de paralysie, se montrent ; et c'est précisément aussi dans ces cas que de la contracture ne paraît point. Bien d'autres signes encore empêcheraient de confondre une première attaque de congestion et un premier accès de contracture.

Quand les congestions se renouvellent, elles ne le font guère aussi souvent que les accès de contracture ; l'intervalle est plus long, et des phénomènes permanents ne tardent pas à se montrer.

2° Les *congestions de la moelle*, décrites par Ollivier (d'Angers), lui expliqueraient un grand nombre de phénomènes paralytiques, fugaces comme ceux de l'hystérie ; mais ces opinions sont basées sur sa théorie : or elle paraît fausse ; car si la congestion comprime le cerveau exactement contenu dans le crâne, il n'en est plus de même de la moelle, si à l'aise au milieu du canal rachidien.

Au reste, je n'ai cité ces affections que pour mémoire, car je ne sache pas qu'on ait parlé d'un seul cas de contracture ainsi produite, c'est une *paralysie*, marchant de *bas en haut*, c'est une *douleur* dans un ou plusieurs points du *rachis*, qui, avec la fugacité des phénomènes qui seraient parfois considérables, formidables, caractérisent la maladie.

C. Nous avons actuellement à examiner les maladies à symptômes continus, qui, débutant, pourraient être confondus avec un premier accès de contracture.

Je rappelle, avant tout, que la plupart de nos malades étaient d'une bonne santé avant l'accès.

1° L'*apoplexie cérébrale* présente un tout autre tableau que la contracture et ne saurait donner lieu à la confusion ; cependant la forme qu'a décrite M. Cruveilhier, et qu'il appelle *apoplexie capillaire* ou *graduelle*, pouvait tromper à sa 1re période, parce qu'il y a conservation de l'intelligence, mais aussi les symptômes spasmodiques y manquent le plus souvent ou tout au moins y sont peu marqués. Dès la 2e période, l'intelligence s'affaisse, la paralysie alterne avec la contracture ou plutôt avec *quelques phénomènes convulsifs* ; mais ces derniers ne siégent pas plutôt aux membres, plutôt aux extrémités des membres, et n'ont pas les caractères de la contracture douloureuse, etc.

2° L'*apoplexie méningée*, quoique présentant plutôt et plus souvent la contracture, ne saurait non plus être confondue avec un premier accès de contracture, à cause de l'état de l'intelligence, des sens, à cause de la paralysie du sentiment et du mouvement ; il y a bien chez les jeunes sujets, suivant la remarque de M. Legendre, une contracture des pieds et des mains, mais celle-ci s'accompagne d'accès cloniques, d'accès convulsifs des yeux, de strabisme, etc.

On sera surpris de nous voir inscrire ici

3° L'*encéphalite diffuse* et l'*encéphalite partielle* ; c'est que M. Lallemand a déclaré que la contracture commence toujours aux bras et y est toujours plus avancée, remarque que nous avons faite pour la contracture ; que, comme chez celle-ci, M. Lallemand n'a jamais vu de fièvre exister à moins de complications, et qu'il insiste sur un singulier mélange de phénomènes spasmodiques et paralytiques qui en signalent le début. Néanmoins précisément l'absence de paralysie, l'intégrité de l'intelligence, la marche continue des autres phénomènes, et la nature même de ces autres phénomènes, ne permettront point d'erreur.

4° Dans la *méningite cérébrale*, si, chez les jeunes sujets, des convulsions se montrent de bonne heure, elles sont ordinairement partielles, occupent le plus souvent les masséters et les muscles de la partie postérieure du cou ou les extrémités, et d'ailleurs ces convulsions, alternant avec des phénomènes comateux ou paralytiques, ne nous permettent point de nous arrêter plus longtemps.

La contracture de la *méningite tuberculeuse* vient au 3e degré, et alors ou bien elle est permanente, ou bien elle alterne avec la paralysie.

6° Dois-je parler de la *méningite rachidienne* ? Mais 18 fois sur 20 elle est encéphalo-rachidienne ; la rachialgie, le renversement de la tête en arrière, la céphalalgie et le délire, sont ses caractères. Cependant la méningite rachidienne, surtout l'épidémique, peut présenter des contractures comme premier symptômes des contractures douloureuses ; mais elles sont plus souvent bornées que générales, et attaquant plutôt les extrémités supérieures que les inférieures. Je viens de signaler des cas *infiniment rares*, mais ils se sont vus et peuvent se revoir.

On pourra les distinguer encore, d'abord à l'aide du génie épidémique, puis à la sidération du début (ce dernier n'est que prompt dans la contracture), enfin à l'ensemble des symptômes.

Admettant que dans ces étrangetés pathologiques il y ait doute, que le médecin soit pessimiste et agisse en conséquence, le temps ne tardera pas à lui fournir le diagnostic.

7° *L'hémorrhagie de la moelle* ou débute subitement et jette dans le collapsus, ou est annoncée par une douleur spinale vive ; la contracture *peut* ensuite alterner avec la paralysie.

8° Je ne sache pas qu'on ait signalé la contracture comme premier symptôme par accès des *tumeurs de la moelle*; M. Hutin ne parle que de la paralysie pour le cancer.

9° L'*hypertrophie* serait caractérisée par l'exaltation de la sensibilité tactile, et d'une paralysie particulière suivant M. Hutin; mais nulle part on ne parle de contracture au début.

10° *Irritation spinale.* Sous ce nom, M. Casimir Broussais publie l'observation suivante.

Le n° 9 de la salle 7 était convalescent d'une irritation gastrique légère, mangeant les trois quarts et sur le point de sortir, lorsqu'il fut pris subitement, le 29 avril 1835, une heure avant la visite du matin, de crampes dans les deux *mains*, avec contractions violentes et douleurs atroces; *bientôt* et sous nos yeux, les crampes s'étendirent aux *pieds* qui se roidirent; les muscles de la mâchoire (lesquels?) se contractèrent aussi et la parole devint très-difficile; on ne pouvait essayer d'étendre les mains ni les bras sans déterminer une vive douleur, des cris, une agitation extrême, puis l'épigastre devint aussi extrêmement sensible, la pression y était insupportable; en même temps, soif vive, sécheresse de la bouche, anxiété prononcée, *dyspnée* augmentant de minute en minute avec la rougeur de la face. A l'instant saignée de 700 grammes, glace en boisson et en friction sur les membres; l'épigastre, la région précordiale, les mâchoires et la tête, puis le malade est recouvert de couvertures. Une chaleur moite parut, les contractions se relâchèrent, les douleurs s'apaisèrent, les crampes disparurent; cependant le lendemain matin ces symptômes avaient déjà commencé à disparaître, il y avait de l'agitation, beaucoup d'inquiétude, et le pouls avait repris de la dureté. (Nouvelle saignée de 600 grammes.) Guérison complète. *N'est-ce pas là un véritable tétanos?* dit Casimir Broussais, et si nous n'avions pas été là pour agir énergiquement dès le début, aurions-nous réussi? Quant à la cause de cet accès tétanique je n'ai pu la connaître.

Le lecteur a reconnu sans doute les symptômes et la marche d'un accès de contracture envahissant les mains, puis les pieds, puis probablement des muscles respirateurs, comme tendent à le prouver la dyspnée et l'oppression épigastrique, les muscles de la mâchoire (était-ce les sus-hyoïdiens ou les masséters)?

Il n'y a point à blâmer Broussais d'avoir agi énergiquement, mais

je ne suis point aussi assuré que lui de l'héroïsme de sa médication.

Quant à l'*irritation spinale* (toute autre affection que la précédente,
décrite par les Anglais Griffin, Malone, Brown, Teale, Teale et
M. Thomas), son principal signe étant une douleur rachidienne vive,
n'a rien de commun avec la contracture, et par conséquent avec l'observation précédente, qui n'est qu'une contracture.

Les *contractures saturnines* ne viennent point sans avoir été pré-
cédées de symptômes propres à l'intoxication ; le médecin les connaîtra, ainsi que la profession qui les fait naître, par les réponses du
malade ; il ne pourra se tromper au premier accès, qui d'ailleurs a,
dans la maladie qui fait l'objet de ce mémoire, une physionomie
particulière ; encore moins sera-il permis au médecin de se tromper
aux accès ultérieurs, car la contracture saturnine est continue.

Rhumatisme. Nous devons dire que le rhumatisme a, avec la contracture, plusieurs points de contact que nous allons étudier à l'article
nature de la maladie ; ici nous avons à faire le diagnostic avec le
rhumatisme, tel qu'il est admis et décrit.

Les contractures *rhumatismales chroniques* ne nous arrêteront
pas ; ce ne seront pas non plus les contractures qui accompagnent
parfois le rhumatisme articulaire aigu dès qu'elles auront duré un
certain nombre de jours. Celles-ci, en effet, ont un caractère de
continuité sans exacerbation, les douleurs articulaires peuvent présenter des rémissions, les articulations restent fléchies ; c'est qu'en
effet ce n'est point le muscle qui fléchit, mais soit un épanchement
synovial qui impose une certaine direction au membre, soit un épanchement fibrineux péri-articulaire, soit une altération des ligaments
ou des tendons. Dans ces cas, les muscles sont tendus, non contracturés ; aussi avons-nous des caractères précieux, et qui nous empê-
cheront de confondre avec ces contractures ces formes contracturées,
qu'elles aient déjà duré ou qu'elles soient toutes naissantes ; c'est
que le muscle est tendu, il ne donne point de bruit de roue, parce

qu'il n'est pas le siége de palpitations fibrillaires, spontanées ou provoquées; il n'est jamais contracté, jamais pelotonné, il n'est point
douloureux, ou tout au moins il n'est point le siége de crampes douloureuses. C'est ainsi avec l'apyrexie, l'intermittence irrégulière et
complète, que seront distinguées les flexions extérieures des jointures,
avec tension mécanique des muscles, de la contracture active amenant la flexion, l'extension des jointures.

NATURE.

Quelle est la nature de cette maladie? Telle est la question que
nous devons actuellement poser et résoudre.

Siége.

Y a-t-il un organe primitivement malade, et quel est cet organe?
Est-ce le muscle, est-ce le nerf, est-ce le centre encéphalo-rachidien, et l'encéphalique ou le rachidien?

Nous devons d'abord déclarer que la chose est rendue très-difficile, parce que la physiologie est fort peu avancée sous le rapport
de la propriété contractile des muscles; et nous sommes, à cause
de cela, privé du secours que cette science donne si souvent à la
clinique.

En effet, 1° les uns soutiennent que toute contraction vient du
cerveau; 2° d'autres, avec Marshal-Hall, que la moelle étant l'agent
préparateur de la contractilité, le cerveau la dépense et la met en
jeu; 3° un grand nombre n'accorde au muscle d'irritabilité, de contractilité, que celle qu'il reçoit des centres nerveux par les nerfs;
et si, après l'interruption de continuité entre ceux-ci, le muscle se
contracte, c'est que l'irritabilité s'est réfugiée et persiste dans les
dernières ramifications nerveuses, perdues pour l'anatomiste au milieu du muscle, et visible encore pour le physiologiste; 4° les der-

niers, avec Haller, déclarent que le muscle a par lui-même une propriété à la contraction, qui est l'*irritabilité*. Une espèce nouvelle de strabisme, que j'ai décrite en 1849 (*Arch. gén. de méd.*, mars 1849), montre que la paralysie du mouvement volontaire peut exister sans perte de tonicité.

Si je voulais montrer combien peu on est d'accord sur cette faculté contractile du muscle, je rappellerais qu'on ne sait même point ce que c'est que la contracture, ce que c'est que la paralysie.

En effet j'ai vu : 1° le muscle contractile par la volonté ne l'être plus par l'électricité ; 2° j'ai vu le muscle contractile par l'électricité ne l'être pas par la volonté ; 3° j'ai vu des muscles non contractiles par la volonté, non contractiles par l'électricité, contractiles, car ils étaient contracturés !

Les uns appellent paralysie la perte de toute contractilité, et les autres, la seule perte de la contractilité volontaire.

Je me demande quel est l'agent de la contracture pathologique ; je le vois dans les maladies du cerveau, dans les maladies de la moelle, et je sais que le muscle est doué de l'irritabilité hallérienne.

Une preuve nouvelle de la faculté contractile inhérente au muscle, c'est que MM. Roux, Empis, Duchenne, ont vu un homme chez lequel, les deux contractilités sous l'influence de la volonté et de l'électricité étant abolies, la contractilité électrique reparut bien longtemps avant la volontaire : preuve évidente que le muscle alors irritable ne puisait pas son irritabilité dans le nerf, puisque celui-ci était encore imperméable, que le muscle avait recouvré son irritabilité.

1. Le cerveau produit-il notre contracture? — Nous n'insisterons point longuement pour prouver que le cerveau est étranger à la contracture.

Lorsqu'un organe est malade, ce n'est point d'ordinaire une *seule* de ses propriétés qui est atteinte, mais l'ensemble de ses propriétés.

Or ici toutes les fonctions de l'encéphale sont conservées, intelligence, mémoire, faculté sensorielle, etc.; jamais de coma, de perte de connaissance, jamais de délire; il n'y a que contracture. Le cerveau n'était donc point malade. D'une part, rien n'est plus différent comme phénomènes, lieu d'élection, marche, phénomènes concommitants, que la contracture qui dépend des maladies du cerveau, et celle qui nous occupe; et de l'autre, dans quelques cas, la volonté pouvait vaincre la contracture, quoique avec douleur, chose qui ne se voit pas habituellement dans les contractures venues du cerveau.

Ces raisons prouvent que la contracture est étrangère à une maladie cérébrale, et que l'une n'est point l'effet de l'autre.

II. *Les nerfs sont les organes malades*, dit M. Delpech, à propos des spasmes idiopathiques.

1° De même, dit-il, qu'une névralgie ancienne, qu'une irritation artificiellement portée sur le nerf, qu'une tumeur qui le comprime; une altération pathologique toute locale produira les mêmes phénomènes.

Je réponds :

a. Dans les névralgies (faciale, sciatique, intercostale), la compression du nerf, les altérations pathologiques, *toutes locales* des nerfs, il n'y a en général qu'un côté d'affecté, face, cuisse, etc.; la symétrie y est très-rare : or la symétrie est la loi dans la contracture.

b. C'est précisément quand il y a une altération qui siége, non à l'extrémité, mais à l'origine centrale des nerfs, que la névralgie est double : telle la sciatique par tumeur voisine du sacrum.

c. Combien serait *répandue* cette altération *toute locale*, cause de la contracture qui frappe les deux bras, les quatre extrémités, celles-ci, et l'abdomen et le thorax, et jusqu'aux muscles sus-hyoïdiens, et le diaphragme.

2° Il ajoute, pour prouver que ce sont bien les nerfs qui sont pris, que ce n'est point le centre encéphalo-rachidien : « La maladie marche de la périphérie au centre. »

Je réponds :

2° Précisément la névralgie avec laquelle il a comparé a habituellement une marche centrifuge ; la névralgie ascendante est rare. La marche centripète n'est donc pas une preuve de la localisation de la maladie dans les nerfs, puisque la névralgie siégeant évidemment dans le nerf est centrifuge.

3° Il cite à l'appui les douleurs éprouvées sur le trajet des nerfs. Nous avons vu que très-rarement (2 sur 23) *il y en a*, et que si elles se montrent, elles ne le font que dans *certains points* fortement contracturés, et nous en avons donné l'explication, *jamais avant la contracture.*

4° Il trouve un nouvel argument dans la chaleur, le gonflement, la rougeur des extrémités ; nous ne savons à quel titre. Est-ce que la chlorose est une maladie locale ? Il n'y a d'œdème qu'aux membres inférieurs. Est-ce que l'acrodynie est une maladie locale ? Elle s'accompagne de gonflements œdémateux des extrémités, etc.

5° Il a trouvé chez un jeune homme qui avait succombé certains nerfs siège d'ecchymoses à l'extérieur.

Il est vrai qu'il n'est mort, comme nous avons démontré, à l'article *Anatomie pathologique,* ni pendant sa contracture, ni de sa contracture, mais de rougeole maligne. Aussi les ecchymoses étaient-elles généralisées et dépendantes de celle-ci.

6° Un dernier argument qui, dit-il, lui semble irrécusable, c'est que la pression ou la ligature du membre exagère la douleur et la contracture, ou les produit dans l'intervalle des paroxysmes.

Cet argument n'est pas plus irrécusable que les précédents. On sait comme on fait palpiter les muscles des sujets atteints de fièvre typhoïde, en les pressant, sans que ce soit une maladie locale. On fait souffrir les malades atteints d'une contracture due même parfois à l'apoplexie cérébrale, et certes ce n'est point une maladie locale des nerfs périphériques. Quant à rappeler la maladie dans l'intervalle des paroxysmes, je ne l'ai vu qu'au déclin du paroxysme, pas au delà. M. Delpech a-t-il vu cela se produire souvent dans cet intervalle? Non, une seule fois! Et quand cela serait?

Je conclus. Les raisons alléguées pour faire admettre que la contracture est sous la dépendance d'une altération locale et périphérique des nerfs ne prouvent nullement cette allégation.

III. *Moelle*. Dans les affections de la moelle, le sentiment et le mouvement sont atteints à l'exclusion de l'intelligence, c'est précisément ce qui a paru ici. Nous serons donc conduit à admettre que la moelle est le siége de la maladie, si nous sommes obligé d'admettre que la maladie siége dans un centre, non dans la périphérie.

Or plusieurs auteurs ont bien vu cela, car C. Broussais a donné le nom d'irritation spinale au cas qu'il rapporte, et M. Marotte considère ses faits comme appartenant probablement à une affection rhumatoïde de la moelle.

On paraît avoir pris les nerfs pour siége, en partie, parce que, trouvant le cerveau intact, et admettant qu'il est le seul centre de contractilité, ce centre échappait. Mais les belles expériences de Marshal-Hall, celles de M. Brown-Séquard, l'action de la strychnine et la maladie de la moelle, prouvent bien que la contractilité est en partie aussi sous la dépendance de la moelle.

Il est bien difficile de refuser qu'une maladie, se manifestant par tout le corps et d'une manière symétrique, ne dépende pas d'une maladie des centres; et, dans ces cas, il paraît plus rationnel d'admettre qu'il y a affection de la moelle.

IV. *Muscles*. Il répugne de croire que la maladie siége sur le muscle, par les mêmes raisons, et *a fortiori*, que celles qui font rejeter l'intervention des nerfs périphériques.

Comment méconnaître le lien qui unit les 50 paires de muscles contracturés aux membres supérieurs, et les 50 aux membres inférieurs (j'accorde même que je me trompe de moitié), sans compter ceux de l'abdomen, du tronc et du cou !

La loi constante des maladies des centres nerveux, c'est la généralisation des phénomènes, souvent la symétrie ; c'est donc aux centres que se rapporte le mieux la contracture, et non à l'autre bout de la chaîne, ni aux nerfs ni aux muscles.

Nous aurons encore à revenir sur ce sujet en parlant de la nature du mal, nous ne parlons ici que de son siége.

Nature.

A l'apyrexie, l'intermittence de ses phénomènes, l'irrégularité de de sa marche, ses résidives faciles, au désaccord qui existe entre les fonctions de la vie de relation et la vie organique, à l'absence de lésions organiques appréciables, on reconnaît la contracture pour une *névrose* caractérisée. Je ne pense point qu'après avoir lu les symptômes, étudié le diagnostic, il soit possible de se faire une autre idée de la contracture ; il est impossible, en effet, en considérant l'ensemble, d'admettre une inflammation quelconque. Néanmoins nous avons un scrupule, et nous tenons à le faire apprécier.

Un des cas, un des plus caractérisés comme névrose, nous a présenté une singularité bien grande. Quoique le malade eût été atteint d'une dixaine d'attaques de contracture, revenant l'hiver seulement, que celles-ci eussent été parfaitement caractérisées, que les anciens comme les nouveaux accès fussent séparés par une santé complète, qu'il y ait apyréxie, qu'il n'y eût ni délire, ni céphalalgie, ni rachialgie, et que le rachis fût indolent à la pression ; que le pouls, accéléré pendant l'accès et la douleur, tombât aussitôt de 120 à 75 et 60, que l'appétit redevînt *vorace* le lendemain des accès, c'est-à-dire enfin quoique la maladie présentât le type de la contracture et le type de la névrose, on trouva le sang couenneux et la fibrine à 4, 5 (Rodier), au moment des plus forts accès.

Et, chose remarquable, aussitôt après tout rentra dans l'état ordinaire des névroses, car deux jours après l'appétit était vorace, le malade mangeait quatre portions, se portait parfaitement pendant quinze jours.

1° Nous venons de voir que la contracture, si réellement de la nature des névroses, pouvait parfois présenter les signes hématologiques de l'inflammation ;

2° Qu'elle naissait en hiver et sous l'influence du froid ;

3° Qu'elle frappait symétriquement les organes ;

4° Que lorsqu'elle envahissait un petit nombre de muscles comme ceux des mains et des poignets, on pouvait admettre à la rigueur que les muscles seuls étaient atteints ; mais que lorsque les membres et le corps en étaient frappés, on était porté à admettre, sans démonstration rigoureuse, que cette affection était une maladie générale, frappant plutôt le centre rachidien que les muscles isolément, c'est-à-dire qu'elle ressemble tantôt à une maladie locale, tantôt à une maladie générale ;

5° Qu'elle revient par accès composant des attaques sujets à récidive ;

6° Qu'elle ressemble beaucoup au tétanos.

Eh bien, je ne vois de comparable à cela qu'une maladie :

1° Qui tantôt touche à la névrose, tantôt à l'inflammation, et en présente alors seulement les caractères hématologiques ;

2° Qui naît en hiver surtout, et sous l'influence du froid ;

3° Qui attaque très-souvent symétriquement les parties qu'elle atteint ;

4° Qui est si près de la maladie locale qu'on la localise dans les muscles et les jointures, et qui cependant est si près de la maladie générale, qu'elle atteint et rend malade le cœur, les plèvres, les méninges ;

5° Qui survient par accès formant des attaques sujettes aux récidives ;

7° Qui revêt quelquefois tellement la forme du tétanos, qu'on l'appelle *tétanos rhumatismal.*

Le rhumatisme se rapproche donc beaucoup plus de la manière d'être de la contracture que toute autre affection.

A. Neuville, dix-neuf ans, garçon de cuisine, salle Saint-Augustin, 13 (Cochin), entré le 10 mars 1845.

Quoique d'une mauvaise constitution et d'un tempérament lymphatique, il n'a jamais été gravement malade ; pas de rhumatisme ; il habite un rez-de-chaussée humide, et se nourrit assez mal.

Il y a trois jours, après s'être refroidi, il a été pris d'engourdissement dans les membres et surtout dans les supérieurs. Le lendemain, il a ressenti de la gêne dans les mouvements des doigts qui étaient en même temps douloureux.

Le 10 mars, les doigts des deux mains, principalement les quatre premiers sont roides, fléchis sur la paume de la main, mais rapprochés de manière à imiter un cône. Il y a impossibilité pour le malade de fléchir les phalanges les unes sur les autres, et si l'on cherche à leur imprimer quelques mouvements, ils sont douloureux ; les bras sont encore le siége d'engourdissements marqués.

Il y a une contraction spasmodique d'un des muscles sterno-mastoïdiens. Celui du côté gauche est en effet, dur, tendu, douloureux et maintient le visage incliné du côté opposé, cette contraction permanente est interrompue de temps en temps par des secousses convulsives ressemblant à un tic. Rien aux membres inférieurs ; apyrexie ; peu d'appétit ; céphalalgie assez vive (il n'en est question que ce jour). — Till. orang. ; 8 ventouses scarifiées le long de la colonne vertébrale ; 2 bouillons.

Le 12. Engourdissements des bras diminués ; doigts toujours roides, flexion moins prononcée, mouvements communiqués moins douloureux ; muscles sterno-cléido-mastoïdien toujours fortement contracté. — Op. 0,05 ; bain de vapeur ; 2 portions.

Le 13. Encore moins de roideur des doigts, leurs mouvements sont à peine douloureux, la volonté peut les étendre ; le sterno-cléido-mastoïdien est moins dur, moins tendu. — Même prescription.

Le 14. Souplesse des doigts, ni douleur ni engourdissement, tête droite ; à peine aperçoit-on un peu de tension dans le sterno-cléido-mastoïdien qui n'est plus douloureux à la pression.

Le 15, tout est revenu à l'état normal et le malade demande sa sortie.

Si la maladie avait consisté simplement dans le torticolis, on l'aurait appelée du nom de *rhumatisme musculaire*, *torticolis rhumatismal.*

Nous voyons, avec ce torticolis, marcher aux mains une contracture qui prend bien nettement les caractères de la contracture qui nous occupe. La maladie naît en *mars* sous l'influence du *froid*; il y a des *engourdissements aux membres*, mais surtout *aux supérieurs*, et ce sont ceux-ci qui les premiers sont frappés de *contraction douloureuse*; les doigts se mettent en *cône*, il y a apyrexie; disparition en sept jours. Voici un fait léger, simple de contracture, où le torticolis a même cause, mêmes symptômes, même marche, même terminaison, et dans le même temps.

Nous rappelons qu'un autre malade, après avoir eu de l'engourdissement dans les quatre membres, avec contracture des supérieurs, avec douleur, frémissement fibrillaire durant cinq jours, avec apyrexie, avait eu, huit mois auparavant, des rhumatismes, et qu'il était né d'un père rhumatisant; un autre malade encore était dans le même cas.

En serait-il donc de la contracture comme du tétanos spontané et de la chorée (Sée), qui, s'ils ne sont des rhumatismes, au moins tiennent du rhumatisme.

Nous en appelons à un plus grand nombre de faits, à une expérience plus grande, à des caractères plus évidents, pour trancher cette question de la nature de la contracture au triple point de vue que j'ai indiqué.

J'ai montré où le raisonnement me faisait pencher sans donner une démonstration absolue.

TRAITEMENT.

La plupart des malades affectés de contracture ont été traités, mais ils l'ont été de façons fort diverses; cela devait être pour une

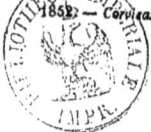

maladie peu connue. Le nombre des observations étant assez res-
treint eu égard au nombre de celles qui sont nécessaires pour juger
une question de thérapeutique, on ne sera point surpris que l'examen des cas de un, deux ou trois malades soumis seulement à une
même indication, fournisse expérimentalement peu de chose.

L'empirisme ne peut aujourd'hui nous indiquer la meilleure méthode de traitement de la tétanie.

On se rappelle qu'il résulte de notre étude (pages 57 à 59) qu'il
est difficile au médecin de savoir si tout est terminé, à moins qu'il se
soit écoulé 8 à 10 jours sans contracture; c'est en effet là un des
meilleurs signes. Quand les accès se sont reproduits, ils l'ont fait
2, 4 à 8 jours après les précédents. Et ailleurs, «que la durée d'un
accès dépasse rarement 3, 4 ou 5 jours.»

Si on cherche à apprécier l'influence que le traitement a eu sur
un accès, on s'aperçoit que, traités ou non, ces accès ont duré à peu
près le même temps; les cas de succès apparent sont ceux où la
médication a été appliquée le quatrième ou le cinquième jour de
l'accès, c'est-à-dire précisément à un terme fort voisin de la terminaison naturelle.

Si on cherche à apprécier cette même influence sur la durée générale de la maladie, les observations font défaut, car 3 malades sortirent le même jour où l'accès s'était terminé, 3 autres le deuxième
jour, 4 le cinquième jour, 2 le sixième jour, 3 autres sortirent
quelques jours après sans que les observations spécifient. Voilà donc
quinze malades qui, ayant été suivis moins de 8 à 15 jours, ont pu
présenter une attaque nouvelle sans qu'on le sût; un seizième fut
pris le lendemain de rhumatisme articulaire aigu (obs. 5), et n'eut
plus de contracture, en sorte qu'on ne sait à qui faire honneur de
cette guérison possible, au chloroforme ou au rhumatisme.

Un malade auquel Dance n'avait fait aucun traitement spécial
resta trois mois en santé.

Un autre, suivi trois mois aussi, avait été traité par la prise plusieurs jours de suite de 10 centigr. d'extrait thébaïque, une bou-

teille d'eau de Sedlitz, des bains de vapeur et sulfureux ; un troisième, après une saignée et des bains simples, resta douze jours
bien portant ; après quoi il fut perdu de vue ; un quatrième, suivi
plusieurs mois, avait été saigné, baigné, il avait pris une potion
antispasmodique et un lavement d'asa fœtida.

Un cinquième eut aussi une saignée, de l'opium et un antispasmodique.

Mais trois de ces sujets avaient été malades plusieurs septénaires ;
il en résulte donc que bien que la guérison se fût maintenue, on
ne peut affirmer qu'elle fût hâtée, et d'autant mieux que chez deux
il est dit que la médication ne fut pas suivie d'effets immédiats.

Quant à cette question de durée, il me paraît donc sage de ne
point *conclure par ces faits* à l'efficacité :

1° De la médication vomitive employée par MM. Gueneau de Mussy
et Tessier, qui firent usage de l'ipéca et de l'émétique ;

2° De la médication sédative (opium, 10 à 15 centigr.) employée
par M. Marotte conjointement avec les bains de vapeur ;

3° Des saignées vantées par Broussais comme un remède héroï-
que et employées par trois autres médecins ;

4° De l'inhalation de chloroforme, préconisée, dans ces derniers
temps, par M. Grisolle ;

5° Encore moins des médications complexes où on trouve : saignée, émétique, purgatif, narcotique, antispasmodique, affusion
froide, eau de Vichy, employée pendant la même attaque.

Nous renvoyons instamment à chacune des observations ; nous
croyons notre conviction toute fondée.

En est-il de même quant à l'intensité de l'accès ? Nous ne parlons
plus de durée.

M. Grisolle vante le chloroforme. Dans ses 3 faits, l'intensité de
la contracture, augmentée dès l'abord, diminuait ensuite, mais la
contracture reparaissait moins de douze heures après. Un de ses
malades, pris le troisième jour, guérit aussitôt ; c'est celui qui eut
immédiatement un rhumatisme ; le deuxième, pris le dixième jour,

guérit le quatorzième ; le troisième, pris le neuvième jour, guérit le onzième.

M. de Puisaye aurait obtenu un soulagement marqué par l'électricité et un liniment ammoniacal ; M. Marotte, par les ventouses, l'opium, et les bains de vapeur.

Dans les 13 autres cas, l'effet fut faible ou nul, au dire des observateurs. Nous le répétons, l'empirisme ne peut aujourd'hui nous indiquer la meilleure méthode de traitement.

L'empirisme faisant défaut, le médecin *doit instituer un traitement rationnel ;* car, si on a vu les accès, traités ou non, durer à peu près le même nombre de jours, l'observation a porté sur un trop petit nombre de faits pour qu'on *puisse en inférer l'utilité de la simple expectation.*

Donc, pour cette maladie comme pour tant d'autres, *le médecin doit tirer tout de son propre fonds.*

Lorsque la maladie est causée par un état pathologique antécédent, la plus importante indication est celle de l'éloignement ou l'amoindrissement de cette cause ; mais ce ne serait point la plus urgente si l'accès était violent au moment de l'arrivée du médecin. Ce serait surtout pendant l'intermittence qu'il faudrait atteindre cette cause, à moins qu'il ne soit possible de l'atteindre de suite et *rapidement ;* dans ce dernier cas, serait l'état vermineux, dans l'autre la fièvre typhoïde par exemple.

On pourrait espérer venir à bout de la maladie par les purgatifs ou les vomitifs si l'état saburral paraissait un des principaux éléments de cette maladie complexe, dont le symptôme le plus facilement reconnaissable est la contracture, mais qui peut ne point en être le seul.

Le chloroforme en inhalation pourrait être encore d'un utile secours ; mais entre des mains prudentes, et principalement dans les cas où la douleur et la contracture étant très-fortes, aucun des muscles respirateurs ne serait atteint ; je craindrais que l'exagération de la contracture, qui précède la résolution dans les faits de M. Grisolle, ne pût amener l'asphyxie et la mort.

Et si celle-ci était, *chose inouïe jusqu'à ce jour, réellement* proche, si l'apparition surtout du *trismus* me faisait craindre d'avoir sous les yeux, au lieu de la tétanie bénigne, dans les vingt-cinq cas connus chez l'*adulte*, une maladie plus proche du *tétanos*, je ne saurais me résoudre à voir périr le malade sans tenter la trachéotomie.

Mais encore ne prendrais-je cette mesure *extrême* que dans le cas où il n'y aurait à croire qu'à un *spasme isolé des muscles du larynx*; car, si je voyais les autres muscles respirateurs, diaphragme, pectoraux, etc. etc., contracturés, il me serait impossible par la trachéotomie de les atteindre. Le passage à l'air aurait beau rester ouvert, si les puissances inspiratrices ou expiratrices n'y pouvaient faire circuler l'air, comment préviendrai-je l'asphyxie?

Revenons à des cas moins *extraordinaires*.

Les antispasmodiques, variés suivant les indications, paraissent ne point présenter de dangers; ils ne peuvent qu'être utiles en général.

Les stupéfiants sont réclamés surtout contre la violence des douleurs.

Les antiphlogistiques seraient utiles chez les individus pléthoriques, chez lesquels un obstacle circulatoire donne facilement lieu à des hémorrhagies; il faudrait aussi les employer, si le pouls les indiquait, dans les cas où on croirait avoir affaire à une manifestation proche de la phlegmasie, et dans ce cas peut-être serait-il sage de tirer plus ou moins de sang par l'application de ventouses scarifiées le long de la colonne vertébrale.

Les antipériodiques et les préparations de quinquina devraient être employés, pour peu (ce qui n'est guère démontré) que la maladie eût des manifestations régulièrement intermittentes, ou qu'on puisse croire à un accès intermittent; dans le doute même, nous n'hésiterons pas à le donner. Après cela c'est l'état actuel des forces et des autres conditions individuelles qui doit régler la conduite du médecin. On sait combien, dans les congestions intenses, une saignée bien appliquée peut faire de bien ; mais aussi quels dangers, si l'affaiblissement du malade est considérable, et combien alors la saignée peut être nuisible. De même ici pour l'opium , quel calme il peut opposer aux souffrances ; mais quels dangers aussi, s'il exerce une action dépressive sur les forces qui , malgré la contracture, font fonctionner les organes respiratoires et circulatoires !

Les observations qui ont servi de base à ce mémoire, et qui ont été désignées par une lettre, ont été puisées dans les auteurs suivants :

Dance, *Tétanos intermittent* (*Archives générales de médecin*, t. 21, p. 190, 1831). Observ. P, Q, R.

De la Berge, *Rétractions musculaires de courte durée, qui occupent particulièrement les fléchisseurs des doigts et des orteils ;* 1835 (*Journal hebdomadaire des progrès*, t. 4, p. 161, 257). Observ. C, I.

C. Broussais, *Irritation spinale,* 1835 (*Journal hebdomadaire*, t. 4, p. 2).

Tessier et Hermel, *Contracture idiopathique chez l'adulte,* mai 1843 (*Journal de médecine*). Observ. N, O.

Imbert-Gourbeyre, *Contracture des extrémités* (Thèses de Paris, 1844, n° 23). Ce travail contient 7 observations; 6 se rapportent à notre sujet (obs. B, E, G, H, J, K).

Hérard, *Gazette des hôpitaux*, 1845. Obs. F. Il a bien voulu nous en confier deux autres, L, M.

Marotte, *Journal de médecine*, 1845, p. 328. Obs. A, D.

Delpech, *Spasmes musculaires idiopathiques* (Thèses de Paris, 1845). Obs. S.

Géry, *Gazette de hôpitaux*, 6 avril, 12 juin 1852. Obs. T, U, V.

Quelques-uns de ces travaux rapportent spécialement les cas observés chez l'enfant ou la femme :

Tonnellé, *Gazette médicale*, 1832,

Constant, *Gazette médicale*, 1832,

Delpech, Thèses de Paris, 1845,

sont dans ce cas. C'est, au reste, dans ce dernier travail qu'on trouvera un historique complet de la maladie qui m'occupe ; j'y renvoie-

QUESTIONS

SUR

LES DIVERSES BRANCHES DES SCIENCES MÉDICALES.

Physique — Exposer les raisons pour lesquelles les artères du cerveau ont des tuniques minces et sans élasticité.

Chimie. — Quels sont les caractères des borates?

Pharmacie. — Des préparations qui ont pour base la rhubarbe; les décrire, les comparer entre elles.

Histoire naturelle. — Des caractères de la famille des rubiacés, sa division en sections; les substances utiles qu'elle fournit aux arts et à la matière médicale.

Anatomie. — Des muscles qui concourent à la flexion de la tête.

Physiologie. — Des mouvements de l'œil.

Pathologie interne. — Diagnostic différentiel des hémorrhagies qui se font par la bouche.

Pathologie externe. — De la fistule lacrymale.

Pathologie générale. — Des secours que peut fournir l'inspection microscopique pour découvrir les altérations de composition de l'urine.

Anatomie pathologique. — Des hémorrhagies cérébrales et cérébelleuses sous le rapport du siége des foyers sanguins et des changements qui s'y opèrent.

Accouchements. — De la grossesse multiple.

Thérapeutique. — De l'action des mercuriaux dans les phlegmasies.

Médecine opératoire. — De la résection radio-carpienne.

Médecine légale. — Des preuves du viol prises dans la médecine.

Hygiène. — Des âges considérés sous le rapport de la santé.

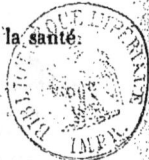

Vu, bon à imprimer.

ANDRAL, Président.

Permis d'imprimer.

Le Recteur de l'Académie de la Seine,

— CAYX.

Paris, le 2 août 1852.

TABLE-RÉSUMÉ.

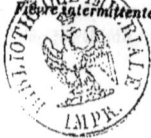

www.ingramcontent.com/pod-product-compliance
Lightning Source LLC
Chambersburg PA
CBHW071506200326
41519CB00019B/5893